初めの一歩は絵で学ぶ

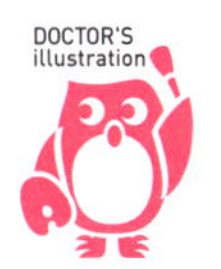

漢方医学

漢方の考え方や使い方のキホンがわかる

北里大学東洋医学総合研究所
漢方鍼灸治療センター 薬剤部
緒方 千秋
坂田 幸治 著

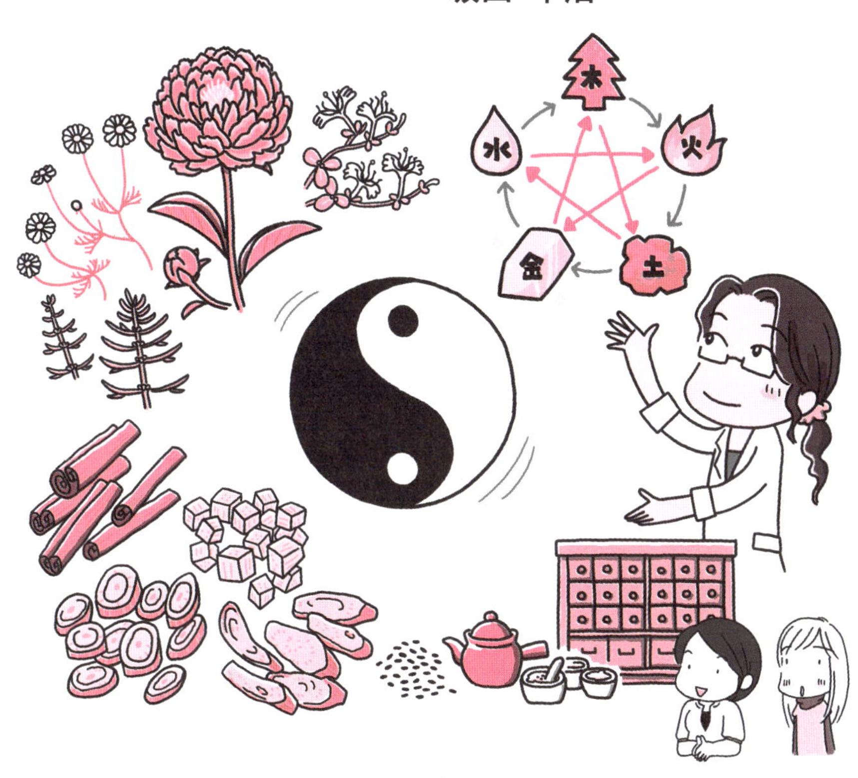

じほう

はじめに

筆者が漢方医学の薬物治療の職に携わって，今年で30年目に突入します。当初は薬学教育において漢方医学という認識も低く，学生時代にはほとんど学ぶ機会がありませんでした。入所して先輩方の知識や技術を取得しようと日々研鑽してきました。そしてふと気がつくと自分が後輩たちに指導をする立場になっていました。

そんな中，どうして漢方医学に携わっているのだろうかと考えたことがあります。小学4年生から華道を習い，その後には茶道を習うというように日本の伝統的なことを重んじることが子供の頃からのライフワークだったことに気がつきました。

日本の伝統医学である漢方医学では，患者の病状の見立てや漢方薬の選択方法は1つではありません。また同じ症状でも，個々の体質や罹患してからの期間によっては別の漢方薬が選択されます。そのため，理解しがたい要因が多くあります。今回，学ぶ立場と教育する立場をそれぞれ経験した筆者が漢方医学独特の考え方をできるだけわかりやすく解説しました。

漢方医学は日本の伝統医学であり，生活に密着した医療体系です。私が毎日健康で過ごすことができているのは，少しずつ漢方医学の知識を生活に取り入れているからだと自負しています。また薬剤師としての立場で，本書には漢方薬の素材となる生薬に関する情報を多く取り入れさせていただきました。ぜひ皆さんも本書を活用して，さらなる健康への道しるべとしていただけたら幸いです。

本書をまとめるにあたっては，多くの先生方にご協力をいただきました。株式会社ビーコムの栢植様，イラストを担当して下さった沖元様には何度も打ち合わせをしていただきました。そして本書のお話をいただきました株式会社じほうの輿水様，皆様には心より感謝申し上げます。

2018年11月

緒方　千秋

目次 CONTENTS

Introduction

ようこそ漢方の世界へ

「漢方薬」と聞いて，皆さんが思い浮かべるイメージとはどんなものでしょうか。

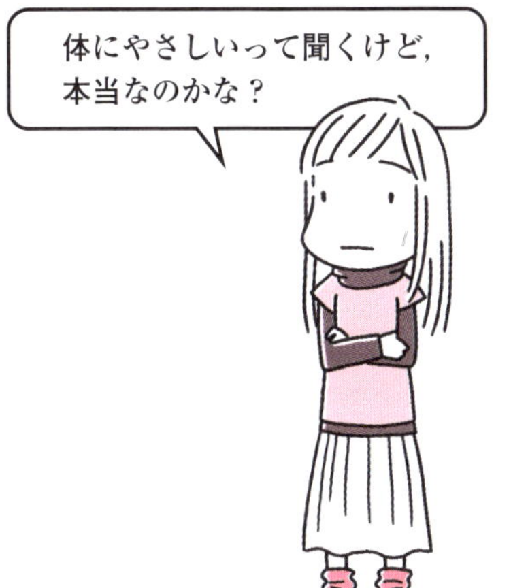

本当に効くのかな，
ちょっと信じられないなあ……

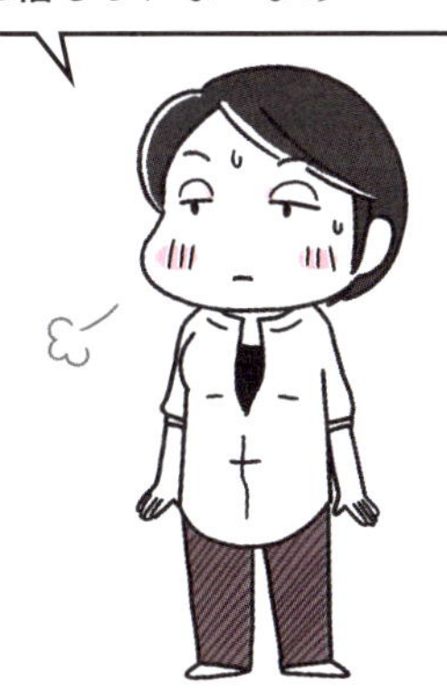

など，漢方薬を試してみたいけど，知識がないために躊躇している人も多いかと思います。

漢方薬は正しい知識と，
先生に相談して適切な処方を受ければ，
あなたの身体の状態に合わせて，
その症状の根本となる原因を
治すために働きかけることができます

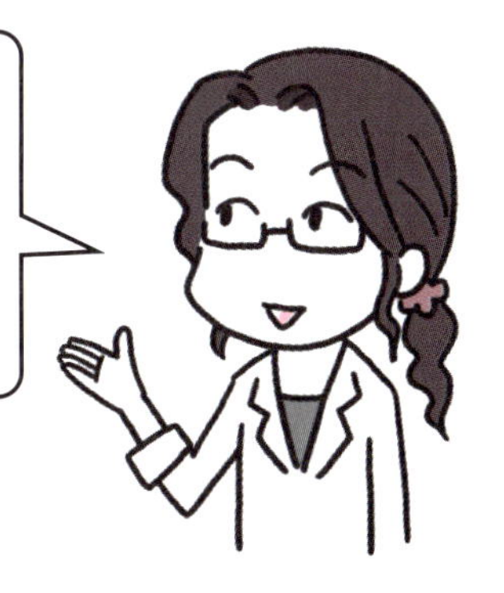

たとえば毎日頭痛に悩まされている人。
痛み止めの薬を飲めばそのときの痛みは和らぐかもしれませんが，根本的な解決にはなりません。
頭痛の原因は体の冷えが原因なのか，それとも血の巡りが悪いのか，その本当の原因を見極めて，頭痛を起こさないようにするのが漢方医学の治療になります。

また，「具体的にどこが悪いということはないけど，何となく調子が悪い」「毎日体が重い…」など，西洋医学では治せない症状についても，漢方薬は働きかけることができます。

敷居が高そうに見える漢方医学ですが，実際に見てみると，手軽で，体にもやさしいことがわかると思います。

それでは，
皆さんの生活に「漢方薬」を
取り入れてもらうためにも，
皆さんに漢方医学の世界を
ご紹介したいと思います

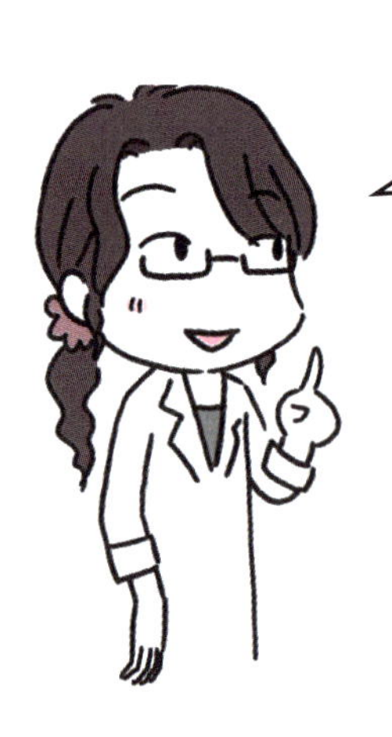

第1章

漢方医学

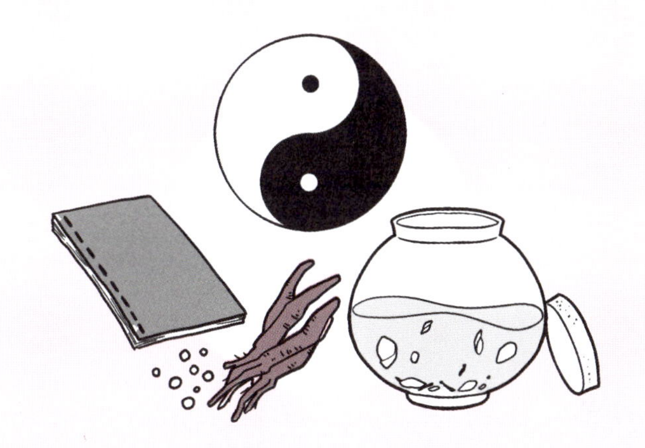

Chapter 1-1

漢方医学とその伝来

漢方医学の名前の由来

現在の**漢方医学**は，古代中国より伝わった医学がその元になっています。

漢方の「漢」とは，古代中国の王朝である漢王朝の「漢」や，中国の民族である漢民族の「漢」を指すともいわれています。それは中国伝統医学の基本書とされる『黄帝内経（こうていだいけい）』『神農本草経（しんのうほんぞうきょう）』『傷寒雑病論（しょうかんざつびょうろん）』の三大古典が漢王朝時代に成立し，体系化されたことからも窺うことができます。

漢方医学の歴史

日本での漢方医学の歴史は古く，約1500年前に中国から朝鮮半島を経由して導入されたものです。7世紀から始まった遣隋使や遣唐使の派遣により中国大陸との交流が盛んになると，医学も中国から直接学ぶことができるようになりました。そして室町時代後半から日本独自の発展をしていきます。

また江戸時代になると，鎖国体制の中であってもオランダとは交流があったため，オランダの医学を長崎の出島で学ぶことができました。当時オランダを阿蘭陀と表記していたので，オランダ医学を「蘭方」と呼びました。そしてそれまで主流であった中国系の伝統医学を「**漢方**」と呼び，「蘭方」と区別するようになったのです。

明治時代になるとヨーロッパの学問がたくさん日本に入ってきました。その中で医学の分野ではドイツ医学が主流となり，明治16年に政府はドイツ医学（西洋医学）を学んだ者のみを医師とする法律を施行しました。このことは漢方医学の衰退を意味するものでしたが，和田啓十郎※や和田の門人である湯本求真が漢方医学の有用性を訴え，徐々に漢方医学が見直されるようになります。医療用漢方エキス製剤がつくられ，保険適用になったことで臨床の場で広く用いられるようになりました。今日では医学，薬学教育でも漢方医学を学ぶ機会が増えてきています。

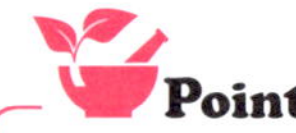

漢 中国のことで，中国から伝わるものに使われる。（漢王朝・漢民族・漢字…）

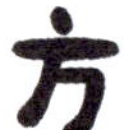

手段・方法・技術のこと。（方技・方術・医方など）

漢方は日本独自の呼び方。
中国伝統医学をもとに日本独自の発展を遂げた。

※和田啓十郎（1872～1916年）……『医界之鉄椎』で西洋医学の不足な面を補う漢方医学の有用性について論じた書を著し，漢方復興の端緒をつくった。

File 1 漢方の療法

漢方薬

植物の根や葉，花，種，鉱物や動物，昆虫などを原料としてつくられる

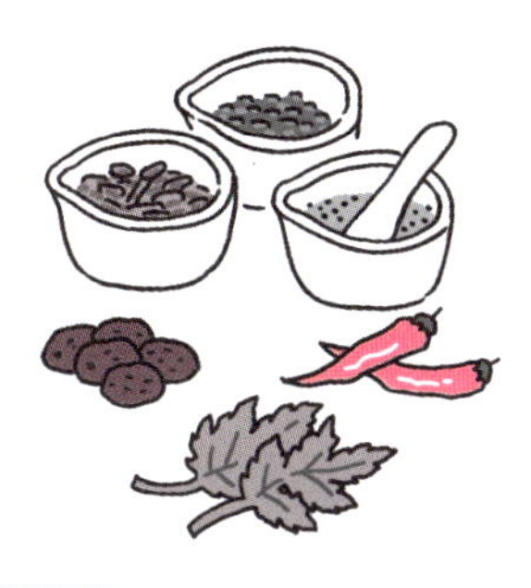

指圧・あん摩

道具を用いずに素手で経穴や経路を刺激する療法

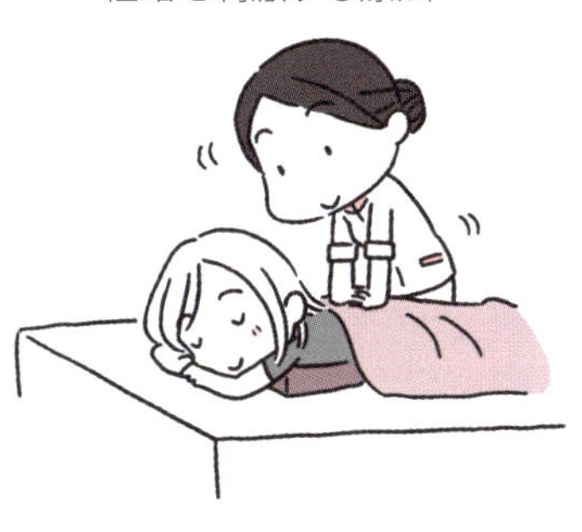

薬膳

薬効のある食材や植物を用いてつくられた食事や飲み物

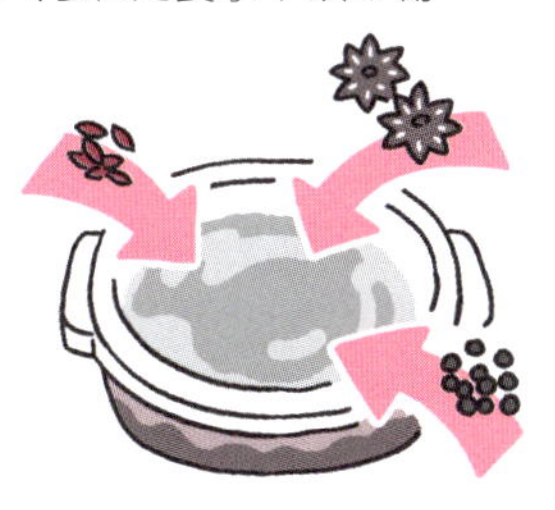

鍼・灸

体にあるツボを鍼や灸で刺激する療法

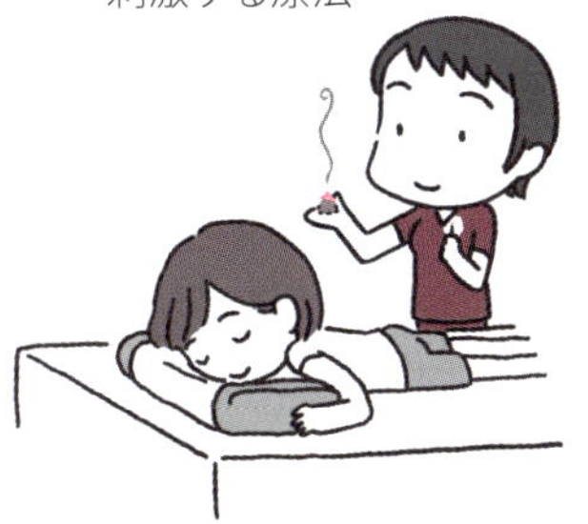

養生

早寝早起きなど，規則正しい生活

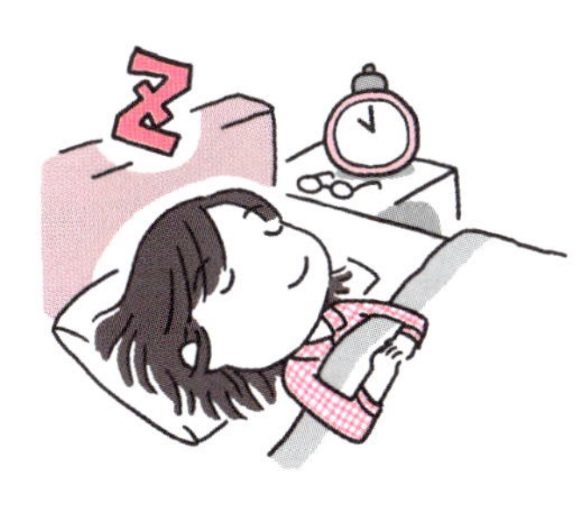

太極拳・気功

中国伝統の武道。気を集中しながら動くことで身体を整えたり心臓や肺機能を強化する

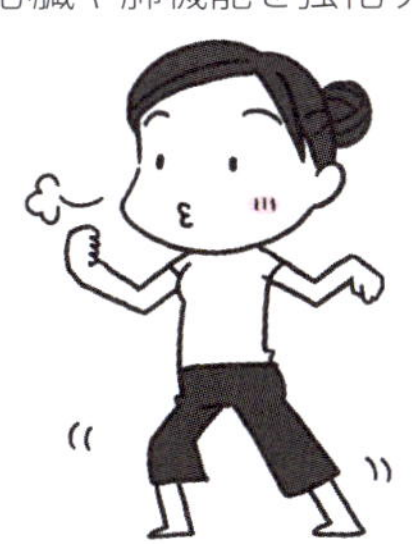

Chapter 1-2

漢方医学と東洋医学

日本での東洋医学とは

皆さんの中には，漢方医学ではなくて，**東洋医学**という呼び方のほうがよく耳にするという方もいるかもしれません。

「東洋医学」という言葉は明治後期から用いられるようになりました。もともとはヨーロッパを西洋，アジアを東洋と区別したときに中国は東洋にあたるため，ヨーロッパの医学を西洋医学というのに対し，漢方医学のことを東洋医学と呼ぶようになったのです。つまり日本においては「漢方医学」と「東洋医学」は同じ中国伝統医学を指します。「東洋医学」も「漢方医学」も日本で生まれた言葉です。

世界規模で見たときの東洋医学の範囲

日本での東洋医学は漢方医学のことを指しますが，世界的に見たときの東洋，すなわちアジア圏で行われている伝統医学すべてを指す場合もあります。それ以外にも，たとえば中国では東洋というと日本のことですし，ベトナムではインドシナを東洋と呼んでいます。すなわち，自国の東側の海にある国のことを東洋と呼ぶこともあるので注意が必要です。

アジア圏で行われている医学は，中国の中医学，韓国の韓医学などがあります。中医学，韓医学，漢方医学は起源を中国とし，それぞれの地域や環境，文化に合わせて独自の発展をとげました。

インドでは長寿への知恵という意味であるアーユルヴェーダという古代インドから続く医学が今も用いられています。

チベット医学（モンゴル医学）はラマ教の僧侶が学び，行っていた医学です。インドや中国の医学の影響を受けています。外科治療はほとんど発達せず，現在ではラマ教の僧侶以外でも学べるようになりました。

アラビア医学（ユナニ医学）はギリシャ・ローマの古代医学を基礎に，エジプト医学やインド医学のアーユルヴェーダの影響を受け，イスラム文化の下で発展し体系化されました（イラク，バングラデシュ）。

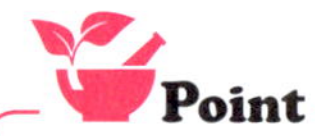

- 日本でいう「東洋医学」は「漢方医学」のことです
- 世界でいう「東洋医学」は「アジア圏で行われている医学」のことです

File 2 東洋の定義

日本における東洋医学は
漢方医学のこと
中国から見た東洋は
日本だから東洋医学
は漢方医学のこと
世界における東洋医学
は，アジア圏を中心と
した伝統医学のこと

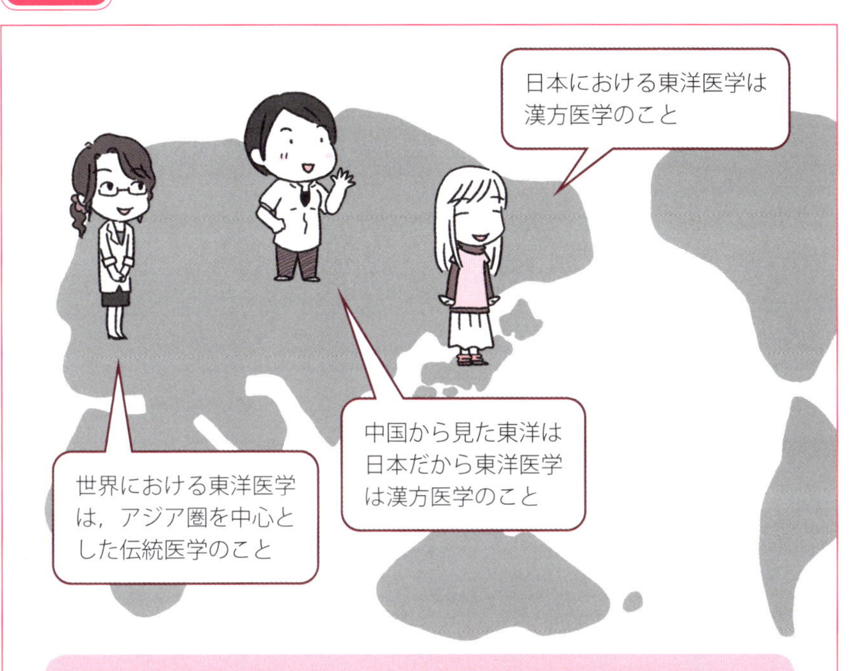

どの国を基準にするかによって，東洋医学の定義は異なる

世界の伝統医学

中医学	人間の心身がもっている自然治癒力を高めることで治癒に導くことを特徴としている。そのために生薬などを用いる。日本の漢方医学とは重視する理論や診断法，使用する生薬量などに違いがある
アーユルヴェーダ	心，身体，行動や環境も含めた全体としての調和が，健康にとって重要とする。病気になってからそれを治すことより，病気になりにくい心身をつくることを重んじており，心身のよりよいバランスを保つことで，健康が維持されると考えている
ユナニ医学	ギリシア医学を起源とし，アラビア文化圏・イスラム勢力圏で発展した伝統医学。生活習慣や環境を病気の原因と考え，生活指導や食材の性質を考慮した食事療法を行う

Chapter 1-3

漢方医学の特徴

漢方医学では心身一如で対処する

漢方医学の大きな特徴は，人と自然を統一体として考えるところにあります。この考え方を**生体観**といいます。また，人体のそれぞれの組織が独立しておらず，互いに影響を及ぼしているという考え方を主とします。心と身体は一体であるという「**心身一如**（しんしんいちにょ）」を重要と考えて心の乱れが身体にあらわれるということを意味します。

つまり，人の心を含めた身体全体を改善することが，問題のある箇所を改善することにつながるのです，そのために心と身体のバランスを整え，自然治癒力を高めることを基本として治療を行うのが漢方医学です。

西洋医学との違い

私たちが通常病院に行って医者に診察され，治療されるのは西洋医学の治療法によるものです。西洋医学は，科学的な性質をもっています。病気になった場合は，その原因を分析し，薬剤や手術によってその原因を取り除きます。それに対して漢方医学は，その原因だけを診るのではなく，心と身体を総合的に診断し，全体的なバランスを整えることで健康を維持します。そのため，西洋医学のように万人に向けた絶対的な治療法はなく，個人個人の心と身体の状態に合わせた治療を施すことが重要になります。

たとえば高血圧の患者に対して，西洋医学では血圧を測定した後，降圧剤を用いて治療し，規則正しい生活を促します。漢方医学では規則正しい生活を促すことは，養生の考え方に基づいています。そのため，血圧が高くなる根本的な原因に着目します。イライラや興奮で血圧が上がる場合は精神を安定させる漢方薬を処方し，更年期障害で血圧が上がる場合は婦人科系の漢方薬が選択されます。

食欲不振の患者に対して，西洋医学では胃カメラを撮影し，異常箇所を精査しますが，異常がなければ治療の対象になりません。一方漢方医学では，食欲不振の原因がストレスによるものなのかなど，患者の訴えを重視して漢方薬が選択されます。また，消化器症状だけでなく患者の心と身体全体を考慮します。

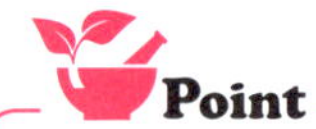

Point

- 心身一如が漢方医学の基本的な考え方
- 漢方医学では，何か症状があれば治療の対象

漢方

File 3

西洋医学と東洋医学の違い

	西洋医学	東洋医学
特　徴	人間を細分化し，科学的な検査や分析，エビデンスをもとにした知識に基づく分析的医学である →検査に異常がなければ治療の対象にならない	人間を全体として診る総合的医学である 心と身体は分けられない一体のものであるとする →何か症状があれば治療の対象になる
治療法	病気の根源を細分化して徹底的に検査し，究明する。合成物質などで開発された薬を用いて細菌やウイルスを攻撃する，もしくは病巣を切除する	病気に対する万人向けの絶対的な治療はなく，漢方薬や薬膳など個人に合わせた治療，鍼や灸など物理的治療を行う

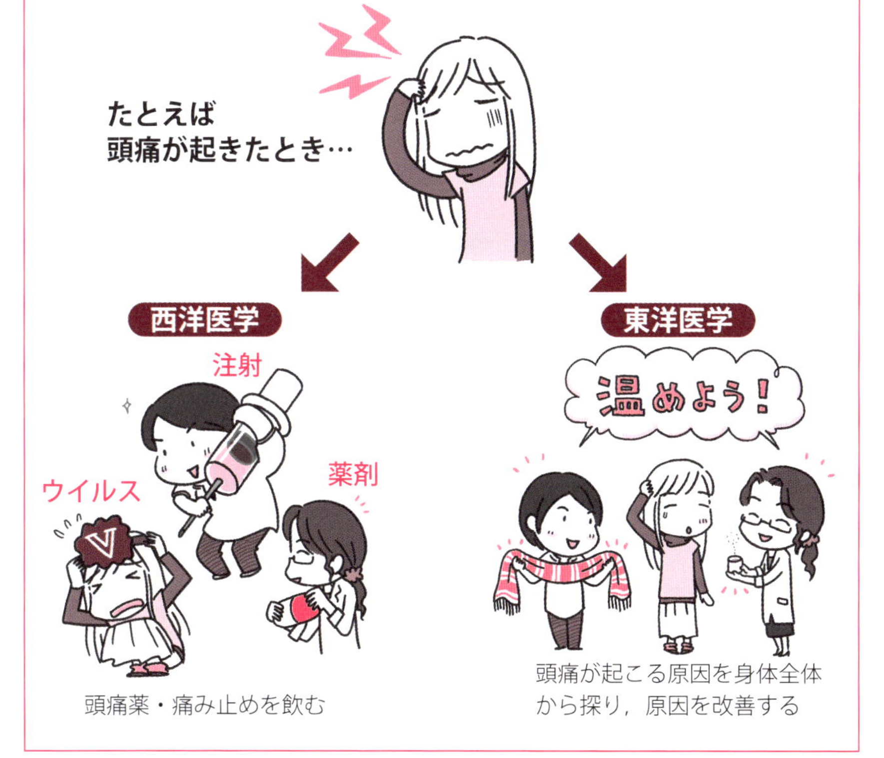

頭痛薬・痛み止めを飲む

頭痛が起こる原因を身体全体から探り，原因を改善する

Chapter 1-4

漢方医学における健康

健康とは環境に応じて身体が変化できる状態

漢方医学では健康観についても西洋医学とは異なります。西洋医学では，検査などで正常値にすること，すなわち恒常性を保つことに重点がおかれています。

一方漢方医学では身体は絶えず変化をしていて，その環境に応じて変化できる状態を健康と考えています。人間の心と身体は，食事や季節，人間関係など外界から常に影響を受けています。加齢や疲れ，ストレスなど内面からの影響も受けています。つまり様々な内外からの影響に対応できる治癒力があれば健康が維持されるのです。

漢方医学ではそれらの変化に対応できなくなり，心や身体のバランスが崩れ，様々な場所に異常が出ている状態を病気と考えます。

そのため，健康を維持するためには心や身体のバランスの崩れを元に戻すために自然治癒力を高め，体力を増進させることが必要になります。

漢方医学ではこのような抵抗力や自然治癒力を「**正気**」と呼んでいます。そして人体に悪い影響を与える邪悪なものを「**邪気**」と呼び，病気の原因としています。「正気」が「邪気」に攻撃されると身体の様々な箇所のバランスが崩れて病気になると考えています。

また，漢方医学では未病という言葉があります。未病は病気になる前の半健康状態を指し，病気になる前に自然治癒力の保持，体力の向上などを行って，病気にならないようにしようという予防医学的な考え方なのです。

陰陽論とは

人と自然を統一体として考える生体観の基本となる理論が，「万物は太陽と月のように，対立した性質をもつ2つの要素に分けることができる」という概念です。これを「**陰陽論**」といい，陰と陽のバランスがとれた状態を漢方医学では健康と考えています。たとえば人間の活動では陰は睡眠などを指し，陽とは活動などを指します。

Point

- 漢方医学における「健康」とは，環境や加齢，ストレスなどの影響を絶えず受ける人体に対して，それらに対応できる治癒力があることを指します
- 内外から受ける影響に対応できなくなると，心と身体のバランスが崩れてしまい，身体に異常が出てきます。これが漢方医学における「病気」です

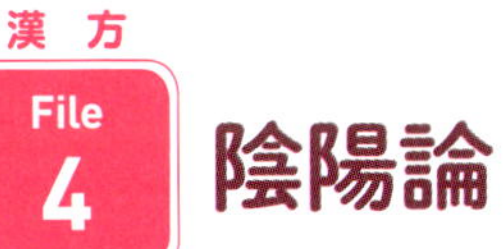
漢　方
File
4

陰陽論

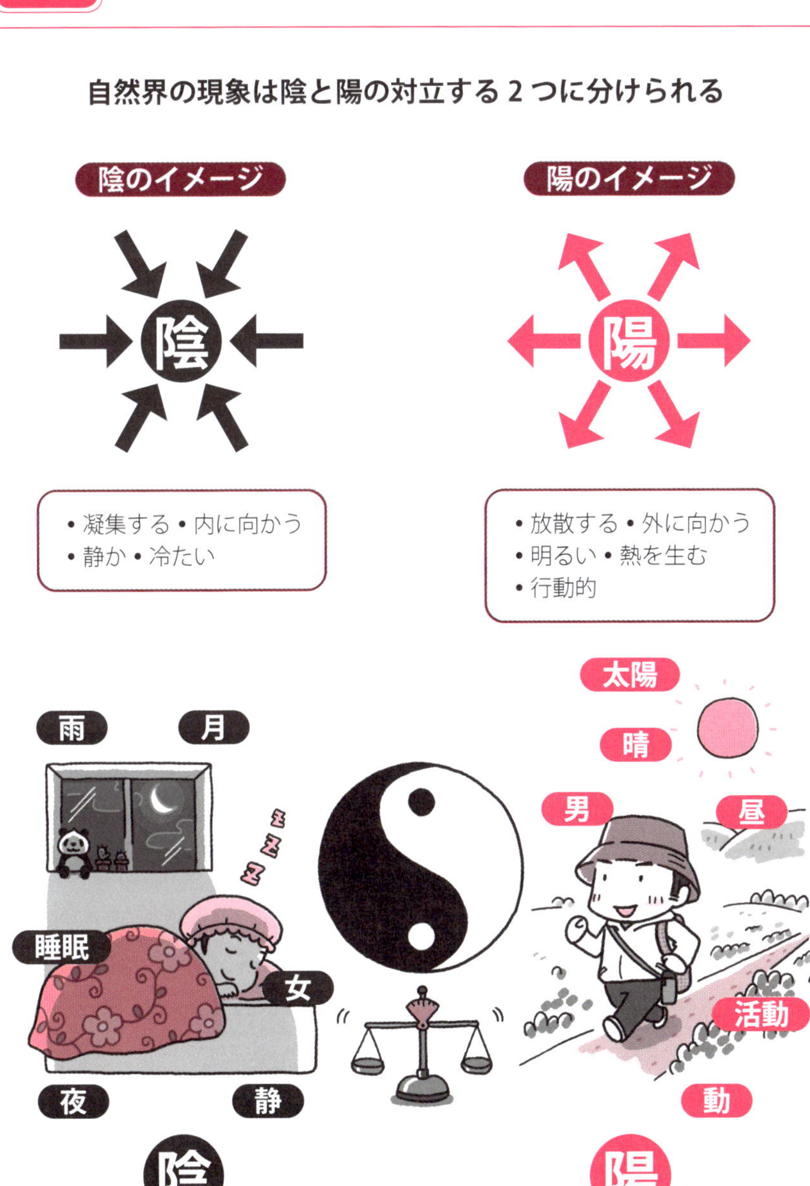
自然界の現象は陰と陽の対立する 2 つに分けられる
陰のイメージ
陽のイメージ
陰
陽
• 凝集する • 内に向かう
• 静か • 冷たい
• 放散する • 外に向かう
• 明るい • 熱を生む
• 行動的
太陽
晴
雨
月
男
昼
睡眠
女
活動
夜
静
動
陰
陽

Chapter 1-5

漢方医学の適応

漢方医学はどんなときに利用できるか

漢方治療は，検査結果で異常がない場合でも，何らかの症状（自覚症状）があれば適応とすることができます。また「のぼせ」や「イライラ」など，原因がはっきりしない不定愁訴には西洋薬ではない治療効果を示すこともあります。

高血圧，高脂血症，糖尿病などの慢性疾患やアレルギー疾患で長期管理が必要な場合に対しても，生活の質（quality of life = QOL）を向上することができます。漢方医学では心と身体を1つとして考える（心身一如）ため，心の問題で身体に不調があらわれる場合もまずは精神面を安定させることで，身体の不調も改善することがあります。

漢方医学と西洋医学，それぞれの長所を利用する

漢方治療が適応にならない場合もあります。緊急性が高い病気，大量の出血，手術が必要な場合は西洋医学を優先するべきです。

たとえば漢方医学ではかぜを引かないように予防することはできますが，実際かぜを引いてしまって，熱が39℃もあり，のどが腫れて声が出ないなど重篤な場合には，西洋薬を処方したほうがよいこともあります。西洋医学と漢方医学，それぞれの特徴を理解し，場合によって使い分けたり，ときには両方とも利用していくこともあるでしょう。人それぞれの健康に合った医療を選択することが，健康を維持するために重要なことといえます。

また，統合医療とは，西洋医学を前提として，これに相補・代替療法や伝統医学などを組み合わせて，さらにQOLを向上させる医療のことです。この統合医療もこれからより発展していくことと考えられます。

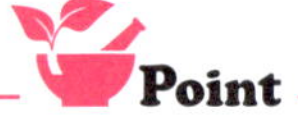

Point

- 西洋医学では治せない原因の不明な病気でも，自覚症状があれば漢方医学なら改善することがあります
- 即時治療が必要な場合は漢方医学より西洋医学のほうが適していることがあります
- その病気や個人に対して適宜西洋医学と漢方医学を使い分けることが大事です

File 5 漢方治療の適している病気

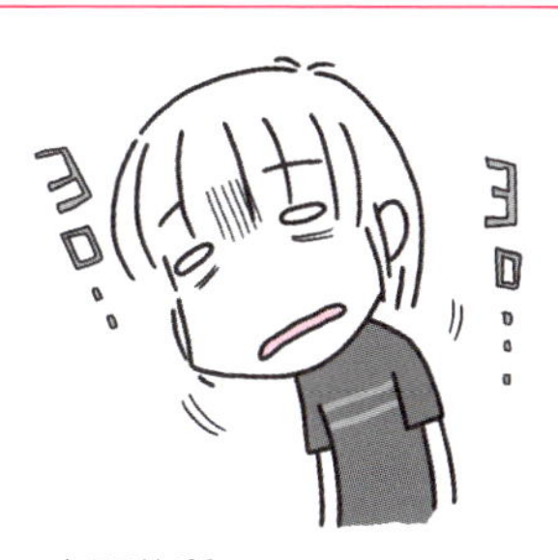

- 虚弱体質
- 様々な心と身体の不調や体力が低下した状態（疲労・倦怠感など）

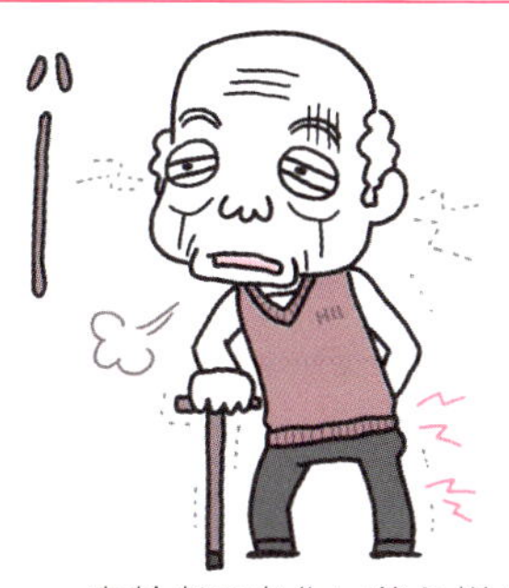

- 高齢者の老化に伴う様々な症状（腰痛など）

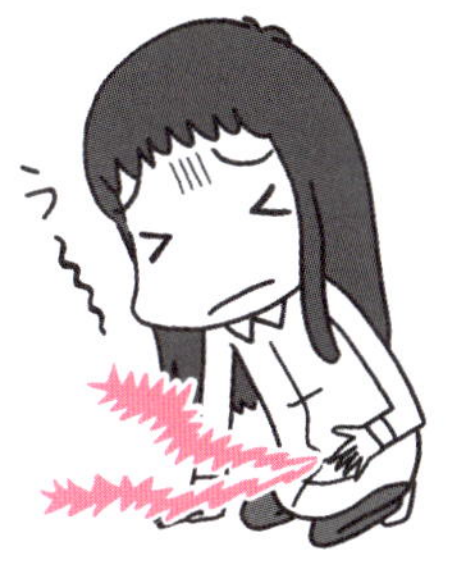

- めまい・耳鳴り・冷え症・月経不順など

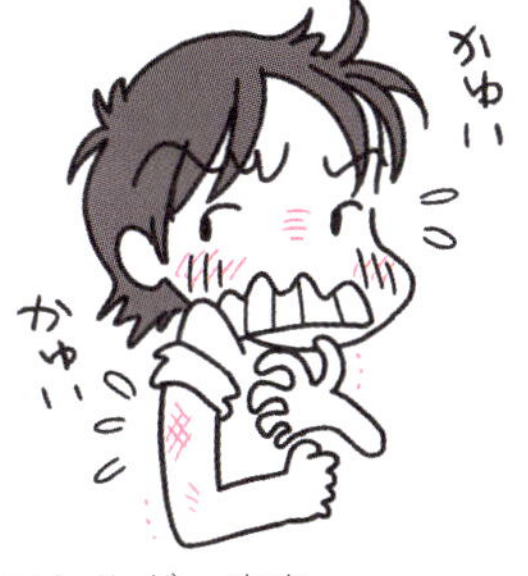

- アレルギー疾患（アトピー性皮膚炎・喘息など）

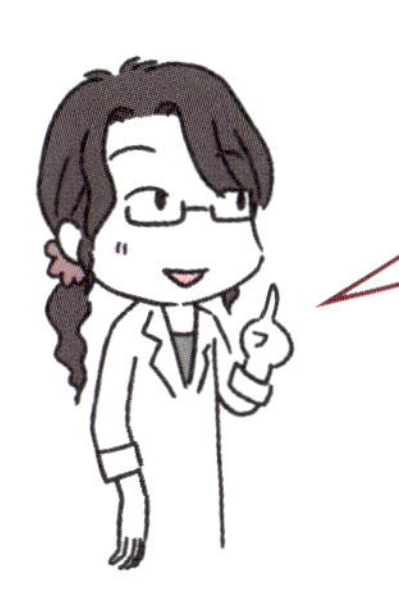

ほかにも，
・心身症・不定愁訴・神経症・不眠症など
・自覚症状を主とする痛みやこり
・慢性胃炎・慢性肝炎・高血圧・糖尿病など長期管理の必要な病気
・西洋薬の副作用の軽減
などの症状にも漢方治療は効果的なのよ

えー!?
そんなにいろいろな症状に効くんだ！

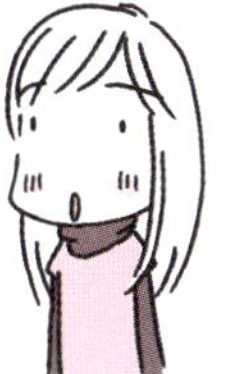

薬や注射じゃ治せないような症状は，漢方治療がいいのね

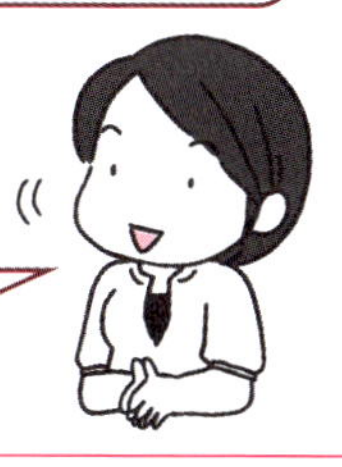

Column 鑑真が伝えた漢方薬

漢方医学は中国で生まれた中国伝統医学をもとに日本独自に発展したものですが，その知識は遣隋使や遣唐使によって，もしくは朝鮮を経由して中国から伝えられました。8 世紀に唐から日本にやってきた僧鑑真は医学にも精通していて，唐の医学と薬草の知識を日本に持ち込みました。日本に来たときにはすでに盲目になっていましたが，嗅覚で薬物を分別しました。唐招提寺の庭に薬草園を作って栽培し，漢方の薬草や香の調合について日本に伝えたといわれています。

聖武天皇の遺品などを納めた東大寺の正倉院には多くの薬物が収められています。

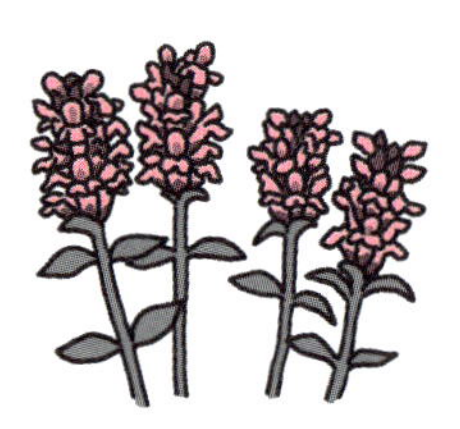

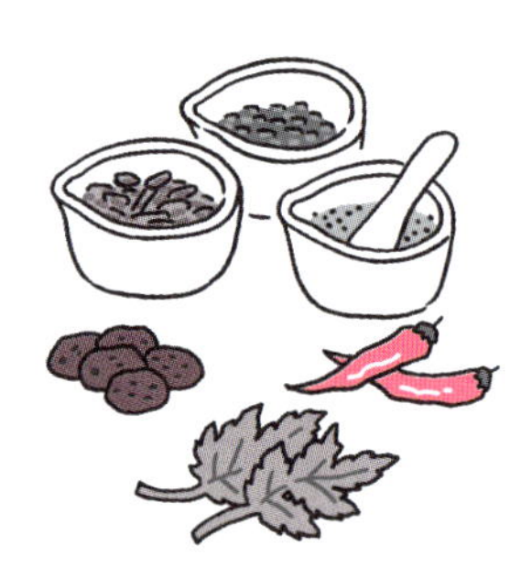

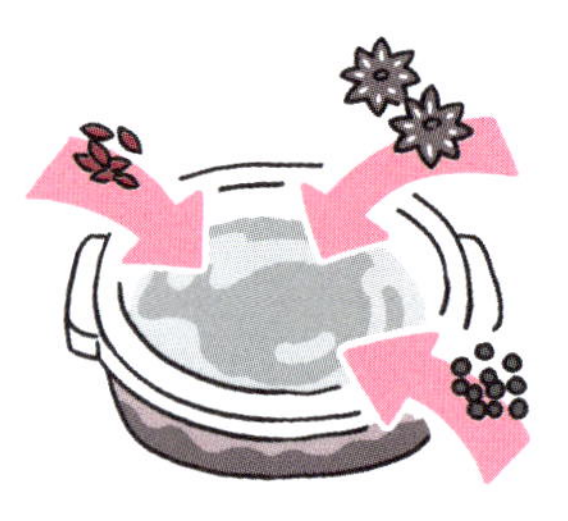

第 2 章

漢方医学における病状と診断

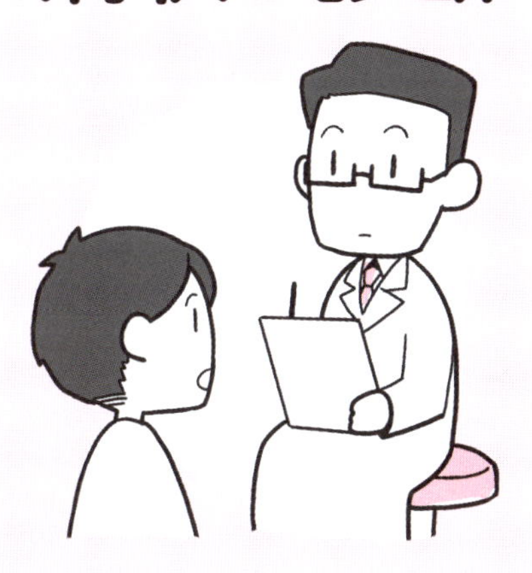

Chapter **2-1**

病状「証」を把握するまでのプロセス

漢方医学における病状「証」の把握方法

漢方医学では，西洋医学のような機器を使った検査だけに頼るのでなく，医師の五官（感）によって診察を行い，そこから病状を把握します。つまり，患者の外見をよく観察（**望診**）し，身体に触れ（**切診**），患者の発する音や臭いをよく聴き（**聞診**），症状や生活習慣や体質に関する情報（**問診**）を得ます。この漢方医学独特の五官（感）を使った診察方法を**四診**といい，得られた情報から漢方医学的な病状「**証**」を総合的に把握（診断）し，治療方針（漢方薬の種類）を決定します。

漢方医学における生体観

生理観では身体がどのような仕組みになっているか，病理観はそのシステムが乱れたらどうなるかを診断し，その結果に基づいて治療方針を決めます。漢方医学にも生理観と病理観があり，独特の診察方法で診断をすること以外は西洋医学とほぼ同じような学問体系によって成り立っています。

人は食べ物から得る栄養と，空気から得る酸素を身体に巡らせ，生命を維持しています。漢方医学では食べ物が「水穀」，栄養が「水穀の精微」，酸素が「清気」とされ，「五臓六腑」という臓器によって，身体の基本物質である「気」「血」「水」を生み出すという独特な生体観があります。

「証」を把握するまでのプロセス

身体に起こっている病状を漢方医学では「証」といいますが，この「証」を判断するために，どの部分がどのような原因でどのような不調を起こしているかを調べる必要があります。その場合，漢方医学的な様々な物差しを用いて，いろいろな角度から「証」という目的地に到達します。たとえば富士山に登るルートが1つではなく，静岡側から山梨側からと山頂を目指す方法はいくつかあるように，「証」に到達するための方法も1つではありません。

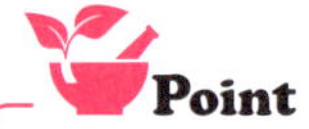

◉漢方治療では病名よりもそのときの病状（証）に対して（随って）治療を行います。このことを「随証治療」といいます

※漢方薬が保険に収載されて，臨床の場で使用する機会も増えています。しかし保険診療における保険適用名は漢方医学特有の「証」ではなく，西洋医学的な病名に対しての適用となっています

漢方

File 6

いろいろな手段から病状「証」を探る

証とは
身体で起こっている
病状のことです
証
モヤ モヤ
病因だけではなくて
いろいろ方法で
証を見つけ出そう

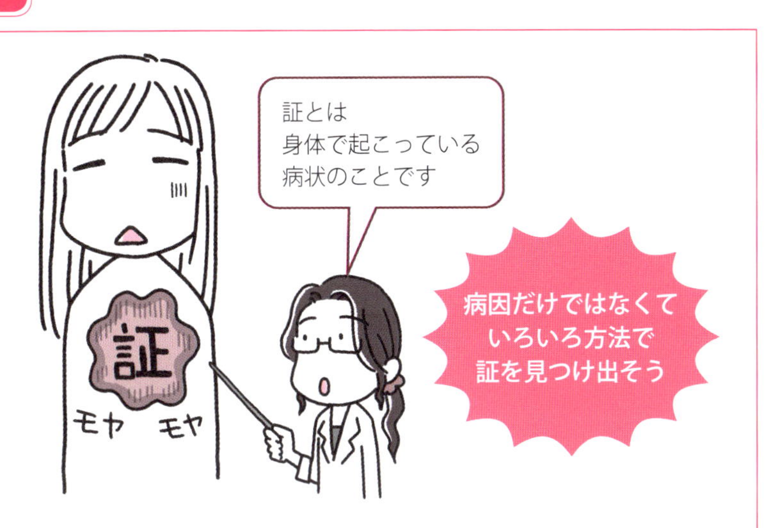

〈証を探るための物差し〉

病因

不調の原因は何か

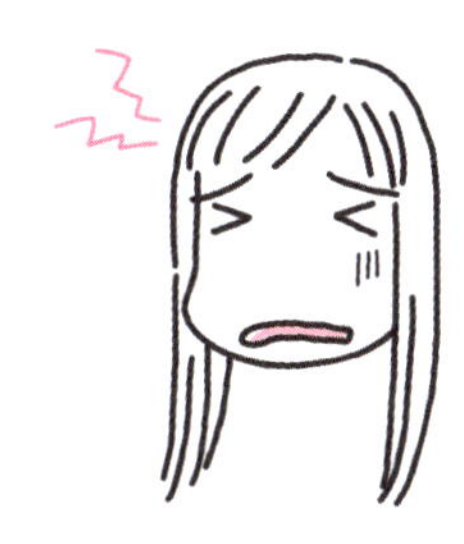

臓腑

五臓六腑のどの部分に
不調を生じているか

八綱

陰陽・虚実・寒熱などの
病状性質・表裏のどの
部分に不調が
生じているか

気血水

気血水の何がどのような
不調を生じているか

気
血
水

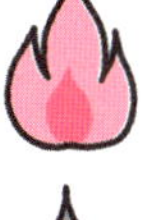

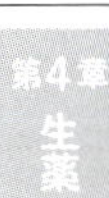

Chapter 2-2 四診

「証」を把握するための方法……四診

四診とは人間に本来備わっている五官（感）による診察方法であり，問診，望診，聞診，切診の4つを指します。これらの4つの診察方法を総合的に判断し，患者の「証」を把握，治療方針を決定します。

問診は患者自身から身体の状態，症状などを聞き出す診察方法です。望診は表情，歩き方，顔色，肌の色つやなどを診る診察方法で，舌の状態を観察することも含まれます。聞診は呼吸や声などの音を聴いたり，体臭，口臭などの臭いで診断する診療方法，切診は患者の身体に触れて患者の状態を知る診察方法で，脈診，腹診があります。特に腹診は日本で江戸時代に発展した診察方法です。

問診は，患者が問診票に記入するものと医師または薬剤師が質問する場合があります。多くの場合は両方行っています。漢方医学では自覚症状を重要視するため問診が大事になります。

診察前に問診票に目を通すことで，医師によるおおよその患者の「証」はイメージされています。しかしそれだけの判断は早計で，実際に視覚，嗅覚，聴覚によって診察を行うことで，ほとんど「証」は把握されますが，さらにそれを裏付けるためにさらに問診，切診が行われ，ようやく最終的な「証」が決定されるのです。

たとえば望診で舌の状態を観察し，舌が大きく肥大していたら，身体に余分な水分が停滞している状態であることがわかります。また切診で脈を診て浮脈（指を軽く当てただけで触れる脈）をあらわす場合は，発熱があり，感冒の初期の可能性があると判断されます。

つまり，木を見て森を知るというように身体の一部の異常を知ることで身体全体の病状が理解できることがあるのです。

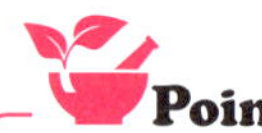

Point

- 薬剤師は患者さんの身体に触れることはできないので切診はできません。しかし望診は可能なので患者の顔色や身体，舌を診ることで，問診と併せて病状を判断することがあります
- 漢方外来を受診する際，濃い化粧をしてしまうと望診を行うのが難しくなる場合があります。顔色や目の下のクマ，唇の色など，本来と違った診断になってしまう可能性があるので，なるべく化粧は薄めで行くことをおすすめします

File 7 四診から「証」を決定する

問診その1

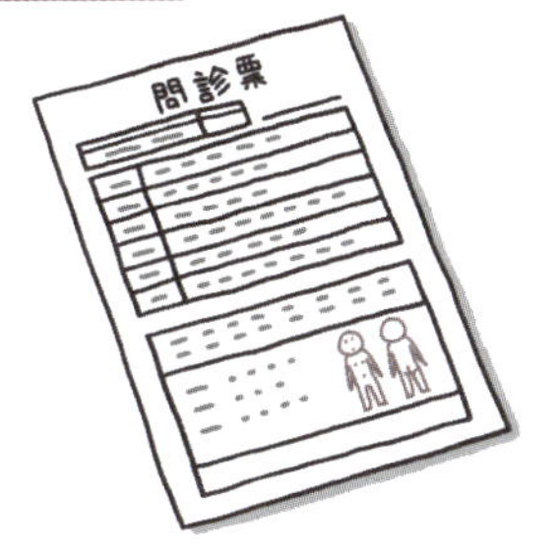

- 問診票に記入してもらう
- どんな症状かチェックする
（2-4参照）

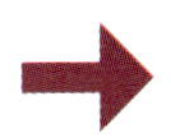

望診

- 患者全体を観察
- 舌の状態をチェック
（2-5参照）

聞診

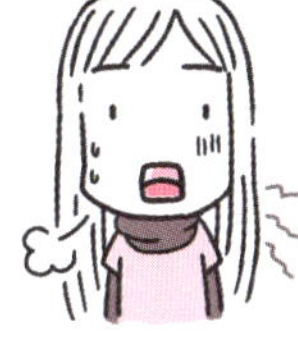

- 呼吸・声・咳
体臭・口臭などのチェック
（2-6参照）

切診

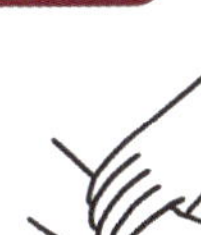

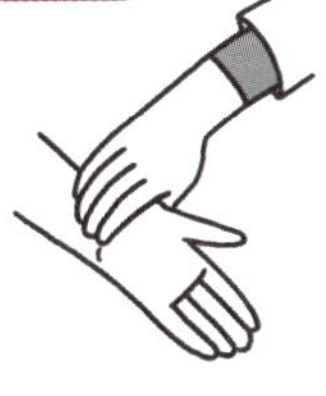

- 脈や腹など手で触れてチェック
（2-7参照）

問診その2

- 問診票やそれまでのチェックを
元に患者へ質問する

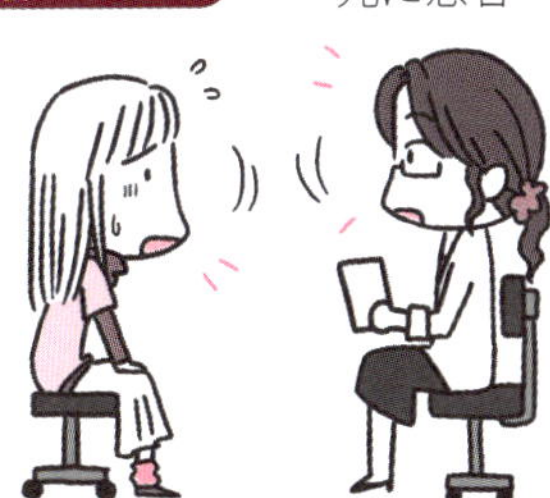

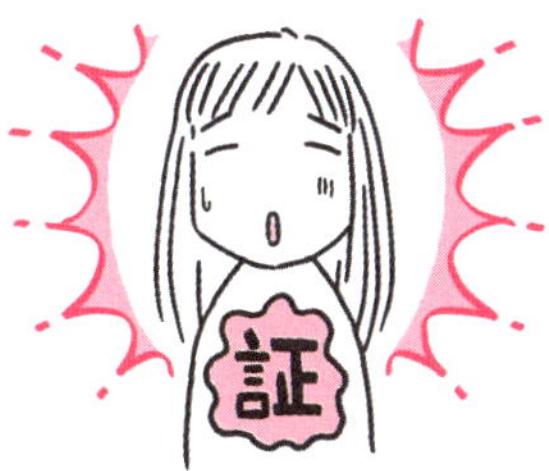

〈証を決定する〉

Chapter 2-3

同病異治と異病同治

同病異治

漢方医学には，同じ病状でも異なる治療（漢方薬を用いる）を行うことを**同病異治**といいます。

たとえば，湿疹の患者の場合でも，特に冬などに顎の辺りの乾燥が悪化するという人と，月経前になると額の湿疹が悪化するという人がいるように，乾燥や月経などと皮膚疾患の悪化原因が異なれば，それに対する治療方法(漢方薬)も異なります。乾燥に対しては潤いを与える治療（当帰飲子）が必要であり，月経に対しては血行を改善する治療（桂枝茯苓丸）が必要になります。このように，同じ病状でも患者によって原因，治療方法も異なるのです。

異病同治

先ほどは同病異治の考え方を示しましたが，逆に，漢方医学では**異病同治**という考え方があります。たとえば，冷えによる頭痛や嘔吐には呉茱萸湯という漢方薬が用いられます。頭痛と嘔吐は一見違った病状に思われるかもしれませんが，その原因は同じという場合があるのです。つまり，冷えると頭痛が起こる，冷えると嘔吐するというように冷えがそれぞれの病状の原因となります。こういうことも，問診票を活用して症状の原因を推測することができます。そして冷えは漢方医学的な証としては「寒証」とされるため，温める治療が必要となるのです。このように，本治という根本原因の治療を施すことで，それによって起きた複数の病状を同時に治療することができます。

このように，同じ病状でも人によって原因が違っていたり，治療方法も様々です。そのため漢方医学では，医師が患者1人ひとりに向き合って，四診を通して，総合的に「証」を判断することが求められます。

葛根湯はかぜ薬として有名な漢方薬ですが，その歴史は約2000年前までさかのぼります。『傷寒論』の中にも紹介されており，かぜの初期症状や肩こりに効くと伝わっていました
江戸時代には「葛根湯医者」という言葉や落語が生まれました。これは頭が痛い患者や腹痛の患者，ただの付き添いの人にも，どんな人にも葛根湯ばかりを処方するという医者の話ですが，葛根湯はそれほど範囲が広くてよく効く薬として有名だったようです

漢 方

File 8

同病異治と異病同治

〈同病異治〉

症状①
悪寒がするのか

症状②
胃の痛み

症状③
熱があるのかないのか

症状④
鼻水・鼻づまり
or
のどの痛み，咳

感冒

同じ病気でも症状が違えば解決策も変わる

〈異病同治〉

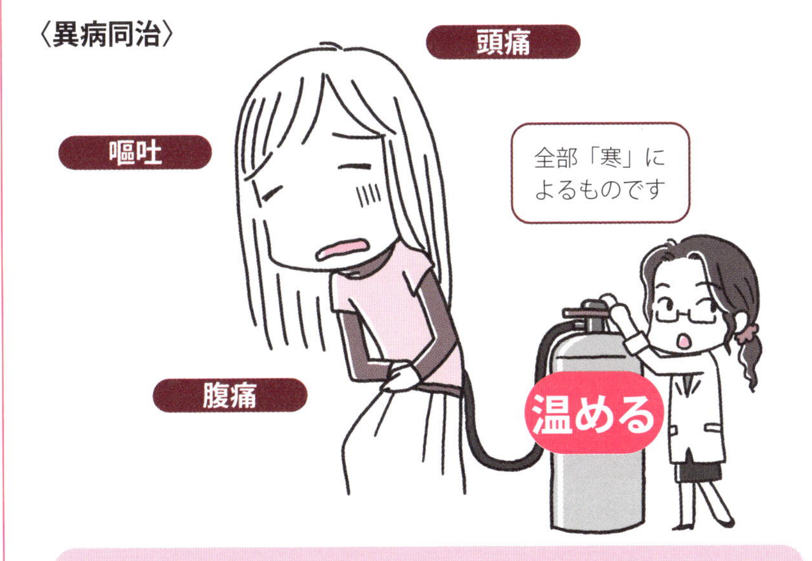

違う病気でも原因が同じなら解決策は同じ

Chapter 2-4

問診

患者から聞き出す診断方法……問診

漢方医学における問診は，全身状態の把握と陰陽，虚実，五臓，気血水などの異常を判断するための大事な情報となります。まず，問診票をあらかじめ患者に渡して，患者自身から有用な情報を引き出しつつ，患者のおおよその「証」を思い描きます。さらに望診，聞診で「証」を決定する根拠を見つけ，切診によってさらに「証」を把握します。最後にもう一度患者に問診をして最終的な「証」を決定します。

それぞれの施設には専用の問診票があります。問診票はその内容だけでなく，筆圧や文字の特徴などを理解することで体質や性格などの判断をする際に役立つことがあります。

問診では，一番治したい症状はもちろんのこと，そのほかに気になっている症状についても質問します。たとえば頭が痛いだけでは，漢方医学的な「証」は理解できません。頭痛のほかに冷える，もしくは頭痛と一緒にめまいや嘔吐も起こるなど，症状の悪化を引き起こす条件や傾向を問診票から読み取れるようになっています。

また漢方医学独特の質問もあります。生活習慣はもちろんのこと，汗をかいているか，寒がりか暑がりか，睡眠や排泄についての情報も「証」を把握するために重要な情報なのです。

問診票で大事なポイント

- 漢方治療にあたり一番治したいこと（主訴）
- 日頃気になっている症状
- 症状はどのようなときに起こり悪化するか
- 生活習慣や健康状態，体質
  食欲，睡眠，排泄，月経
  自覚症状，全身の状態，頭痛，めまい，便通，胃腸症状，汗のかき方，冷え

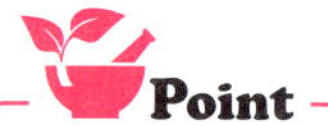

◉漢方医学では，「汗をかいているかどうか」は非常に重要な判断ポイントになります。運動したり，暑いときにかく汗は正常ですが，気温に関係なくかく汗や，少し動いただけで汗をかいたり，疲労がたまって汗をかくこともあります。どんな汗をかくかによって，選ぶ漢方薬も変わってくるのです

漢方

File 9

問診票

睡眠	よい・ふつう 眠れない（内容：寝付きが悪い・途中で目が覚める・熟睡できない・その他　　） 夢をよく見る　日中すぐ眠くなる　生あくびが出る
食欲	よい・ふつう 食欲がない（内容：食欲がなく食べられない・食欲はないが食べられる・その他　　） 食べられない（内容：食欲がなく食べられない・食欲はあるが食べられない・その他　　）
小便	排尿回数（1日　　回位そのうち夜間就寝中　　回位） 排尿回数が多い　排尿回数が少ない 1回の尿量が多い　1回の尿量が少ない　排尿困難　排尿痛　尿もれ　残尿感
大便	排便回数（1日　　回位あるいは　　日位に1回） 排便回数が多い　排便回数が少ない　残便感　良く便秘になる　痔がある 便の硬さの異常（内容：ウサギ糞状・硬い・柔らかい・泥状・水様・その他　　） 下痢・下痢止めの薬を服用している（薬の名称　　）
全身症状	疲れやすい　体がだるい　身のおきどころがない　性欲減退　寝汗をかく 汗をかきにくい 汗をかきやすい（部位：顔・わきの下・手のひら・足のうら・全身・その他）
精神	憂うつ　不安感　パニック　もの忘れ　やる気が出ない すぐ怒る　イライラ　驚きやすい 感情の起伏が激しい（多い感情：怒り・喜び・物思い・憂うつ・恐れ・その他　　）
頭	頭痛　頭重　頭鳴　立ちくらみ めまい（めまいの性質：グルグル・ふわふわ・その他　　） のぼせ　頭がボーッとする　乗り物酔い
目	視力低下　目が疲れる　目がかすむ　充血しやすい ショボショボする　クマができやすい
鼻	くしゃみ　鼻水　鼻水がのどにおりる　鼻がつまる　鼻血
耳	耳鳴　難聴　耳がつまる感じ
口	口の中が乾く　口が苦い　口がねばつく　生唾が出る　味がわからない 変な味がする　舌が痛む　口内炎ができやすい　唇が乾く
のど	のどの痛み　のどのつかえ　のどの違和感　のどが渇きやすい 水分をよくとる　声のかすれ
胸	痰が出る（痰の色：白・黄・茶・赤・緑・その他　　） 咳　呼吸時に音が鳴る　息切れ　動悸　胸痛　胸がつまる感じ　胸苦しさ　胸やけ
腹	みぞおちのつかえ　みぞおちの痛み　胃もたれ　ゲップ　吐き気　嘔吐 腹痛（痛む場所：臍の周囲・下腹部・右脇腹・左脇腹・その他　　） 腹が張る　腹が鳴る　おならがよく出る
皮膚	カサカサ　ジクジク　かゆみ　しもやけ　吹き出物　爪がもろい　髪が抜ける
手足	手のこわばり　手足がだるい　足に力が入らない　足がふらつく　こむら返り
月経関連	月経不順　出血量が多い　出血量が少ない　月経痛　排卵痛　月経前の違和感 月経前の痛み　帯下の異常

北里大学東洋医学総合研究所（漢方鍼灸治療センター）

Chapter 2-5

望診

視覚情報から判断する診察方法……望診

医師は診察が始まった瞬間から患者の体格，動作や姿勢，顔色，表情，皮膚や毛髪の状態を視覚（視診）により情報収集しています。望診により患者の身体の状態を把握し，「証」を決定するヒントにするためです。

なかでも患者の第一印象，すなわちファースト・インプレッションが患者の証を把握するときに大事です。もちろん第一印象のみで判断することはありません。医師は，患者の全身状態について観察します。たとえば，栄養状態や骨格の状態，動作の観察により体質を判断します。その後，身体の細部の状態を観察します。具体的には，顔色，眼，皮膚，粘膜，毛髪などの色調や栄養状態などです。眼に力がなく疲労感がある場合は気虚，顔色が青白く，毛髪が抜けやすい場合は血虚，というふうに「証」を判断していきます。

特に望診では舌の状態を診ることで身体全体のバランスの崩れを知ることができます。舌の色や形，苔のつき方や状態が判断基準になりますが，舌の状態は自分自身でも観察できますので，体調が悪いと自覚したときに自分でチェックしてみるのもよいかもしれません。

このように，まずは望診によって必要な生薬や漢方薬を選択します。

印象と生薬

新陳代謝が低下………………附子（ぶし）
皮膚が色黒で乾燥傾向………地黄（じおう）
赤ら顔…………………………桂皮（けいひ）　紅花（こうか）　山梔子（さんしし）

印象と漢方薬

加味逍遙散（かみしょうようさん）……顔が細く，目の下にクマやシミができやすく神経質
当帰芍薬散（とうきしゃくやくさん）……おっとりした感じで，色が白く筋肉はない体型
桂枝茯苓丸……スポーツをやっているように筋肉があり，顔色は健康的
大柴胡湯（だいさいことう）………筋肉骨格がしっかりとしていて，高血圧や内臓脂肪が多い感じ
防已黄耆湯（ぼういおうぎとう）……水太りタイプで浮腫傾向，有閑マダムのような感じ
抑肝散（よくかんさん）…………憂うつそうで，チックやイライラが起こりやすい

File 10 望診

〈顔のチェックポイント〉

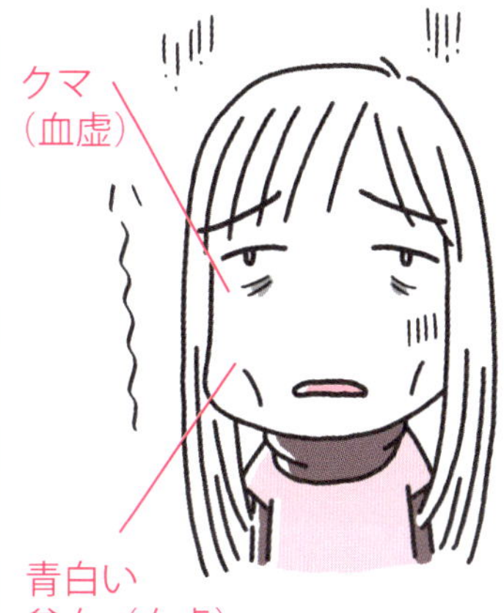

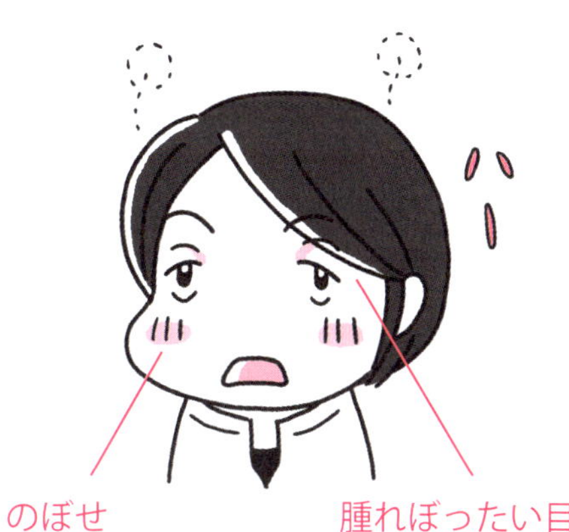

〈舌のチェックポイント〉

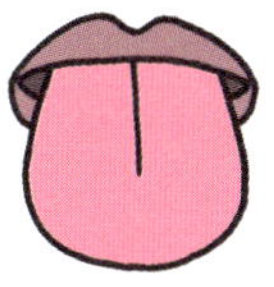

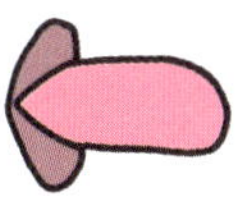

大きく腫れぼったい
（水毒）

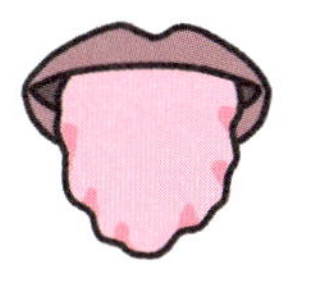

色が淡く歯の跡が
ついている
（気虚・水毒）

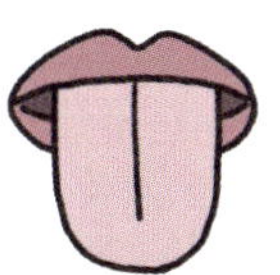

光滑がある鏡状
（気虚）

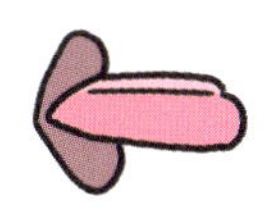

潤いや厚み
（裏寒・寒湿）

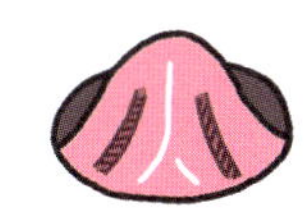

舌下静脈怒張（瘀血）

Chapter 2-6

聞診

聴覚や嗅覚から診断する診察方法……聞診

聞診には大きく分けて，聴覚により音を聞く診察方法と嗅覚により臭いをかぐ診察方法の2つがあります。聞診は単独で行われることはあまりなく，望診，問診，切診と同時に行うことがほとんどです。

聴覚による診察方法は，患者が話す声の状態や話し方，呼吸の状態，咳をするかまた痰がからんでいるか，うわごと，しゃっくり，げっぷをしているか，胃内停水，腹中雷鳴があるかなどを聞きます。

また咳や痰と呼吸音で肺の病態を知ることができます。呼吸が荒いか弱いか，速いか遅いか，ゼーゼーと息苦しいか，呼吸閉塞などがあると呼吸音が聞こえることもありますのでそれも情報のひとつとなります。喘息の場合は吸気時よりも呼気時に呼吸音が強いのが特徴です。咳も乾いているか湿っているか，痰がからんでいるかどうかで違った証になります。たとえば乾燥しているような咳なら，潤すことを目的とする漢方薬が選択されます。

ほかにも，胃の中がポチャポチャしている（胃内停水），腸の音が亢進している（腹中雷鳴）などのグル音，腸の蠕動有運動すなわち食べ物が消化される際に出る音を聞くこともあります。消化管の内容物とガスが移動して発生するので，グル音が聞こえることは異常ではありませんが，音の強弱などで亢進しているかがわかり，「証」が把握できることがあります。

口臭や体臭の状態から判断する

嗅覚による診察は，患者が発する口臭や体臭を嗅いで判断する診察方法です。その場ではなく問診によって排尿や排便時の臭いを確認することもあります。体臭や口臭は胃腸の動きや代謝異常，皮膚の状態，歯周病や飲食物の影響を受けることもありますし，便臭や尿臭は胃腸の状態や冷えなどに影響を受けることもあります。すっぱい口臭なら胃酸が逆流してきている可能性があり，消化機能を整える漢方薬が選択されます。

聞診によって得た情報も「証」把握の大事な情報源となっています。

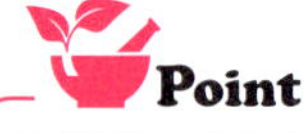

●聞診の中には嗅覚から診断する方法も含まれますが，「香を聞く」という言葉があるように，臭いを嗅ぐことも「聞く」と表現することがあります

漢方

File 11

聞診

〈音や臭いのチェックポイント〉

音

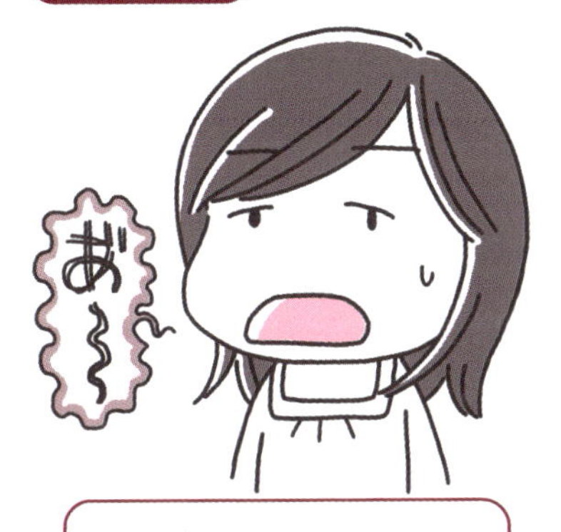

- 声が大きい
- 声が小さくて途切れがち
- うめき声が出る
- 声がかすれる
- 痰がからむような音

呼吸

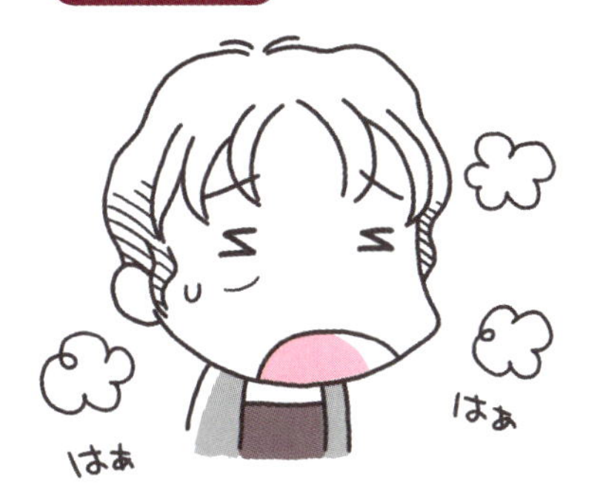

- 荒い呼吸
- 微弱な短い速い呼吸
- 1度に吐く息が長い
- 1度に吐く息が短い

咳や痰

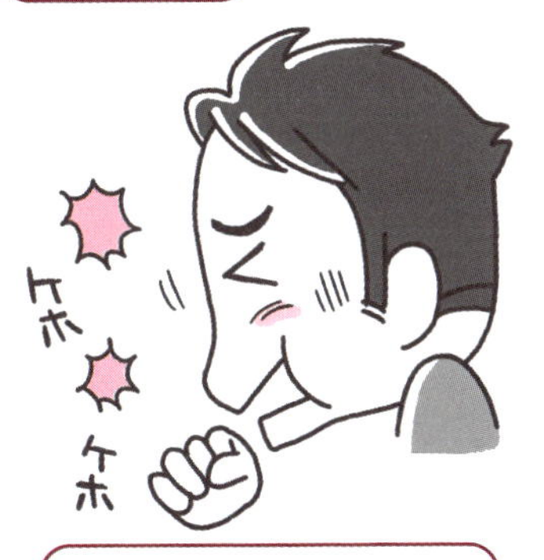

- 乾いた咳
- 痰のからんだ湿った咳
- 弱々しい咳

臭い

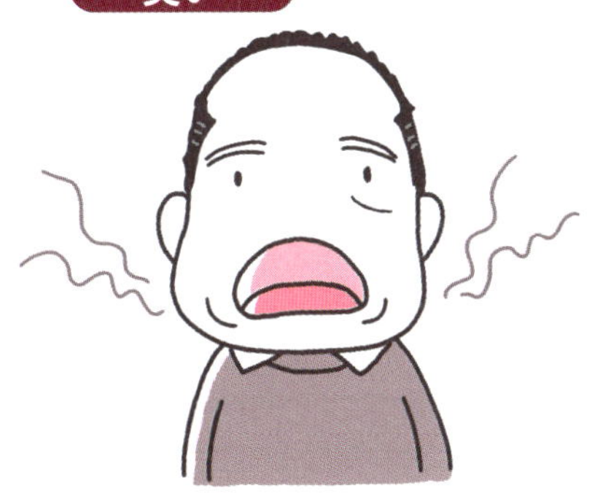

- すっぱい臭い
- 腐ったような臭い
- 分泌物などの濃厚な悪臭

Chapter 2-7

切診と脈診

脈を診て判断する診察方法……脈診

切診は患者に直接触れる診察方法です。大きく分けて脈を診るのが脈診，お腹を診るのが腹診ですが，なかでも日本では腹診が特に重要視されています。

脈診の場合，現代医学では脈拍数，緊張度，整・不整脈などを確認します。一方漢方医学では，脈の状態から身体全体の病状「証」を把握します。

基本手技は橈骨動脈を触知します。そこで脈の深さや速さ，強さや勢いなどを診ます。そして患者の橈骨茎状突起の内側で触れる部分（関・関上）に中指を当てます。それに添えて人差し指で触れる部分（寸・寸口），薬指で触れる部分（尺・尺中）を確認します。チェックするポイントとしては，脈の速さや回数，深さ，緊張の度合い，強さなどです。健常者の脈を平脈といいます。

腹を診て判断する診察方法……腹診

腹診の場合，西洋医学では腹部内臓の臓器の形状や腫瘍などを触診し，筋性防御，圧痛点の反応を確かめます。しかし漢方医学では，腹力の強弱，胸脇苦満，心下痞鞕，腹部動悸，腹満，下腹部の圧痛，胃内停水，臍下不仁などを確認し，全身状態を把握し，腹証で処方や生薬が選択されます。

基本手技は患者を仰向けに寝かせて，両足を伸ばさせ，手を両脇に軽く置かせ，腹部に力を入れないようにさせます。医師は患者の左側に位置するのが原則となっています。腹診は右手の手掌または指先で行います。

腹力の判定をすることで虚実を判断できます。腹力の強いものを実とし，弱いものを虚とし，どちらでもないものを中間証とします（100p参照）。

代表的な腹証

心下痞鞕：みぞおちの辺りのつかえ……………………………半夏瀉心湯，人参湯
胃内停水：胃内に水が停滞すること……………………………六君子湯，茯苓飲
胸脇苦満：胸脇部が張って苦しいこと…………………………小柴胡湯，四逆散
臍下不仁：下腹部が軟弱で感覚がなくなっていること …八味地黄丸，牛車腎気丸
小腹急結：左腸骨窩を押すと痛みを生じること…………桂枝茯苓丸，桃核承気湯

漢方

File 12

切診

〈脈診〉

脈診の基本手技

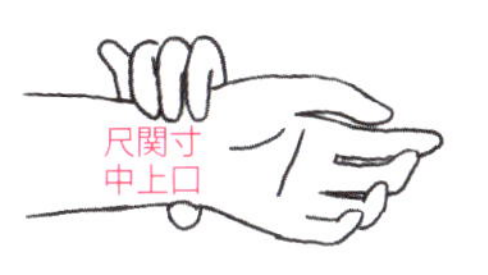

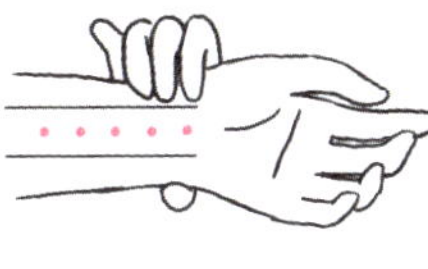

正常な脈
1 分間に 60〜80 の脈拍で
力のある充実した脈

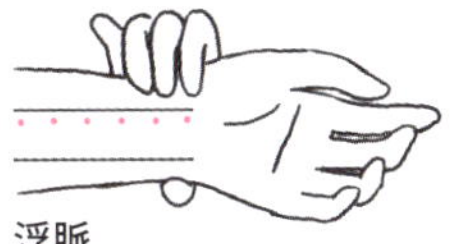

浮脈
軽く触れて感じる脈
病位が身体の表面にある

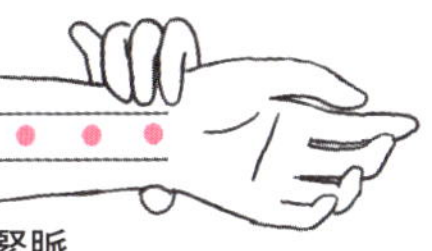

緊脈
強く響くように感じる脈
病状が急性である

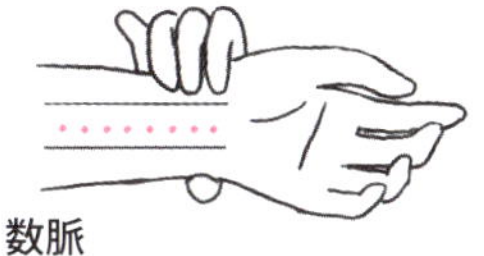

数脈
動きが速い脈
身体の抵抗力が高まっている

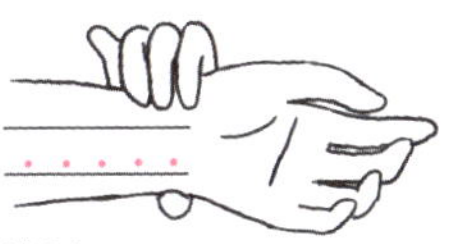

沈脈
強く押して感じる脈
病位が身体の内面にある

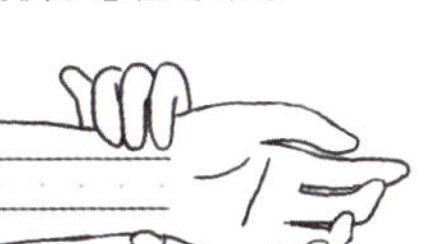

緩脈
弱く穏やかに感じる脈
病状が緩慢である

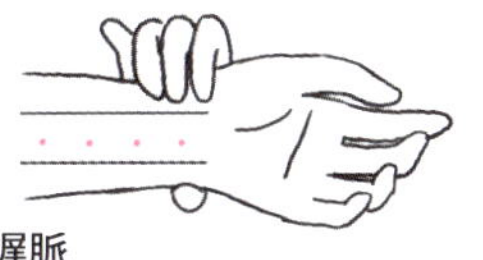

遅脈
動きが遅い脈
身体の抵抗力が弱まっている

〈腹診〉

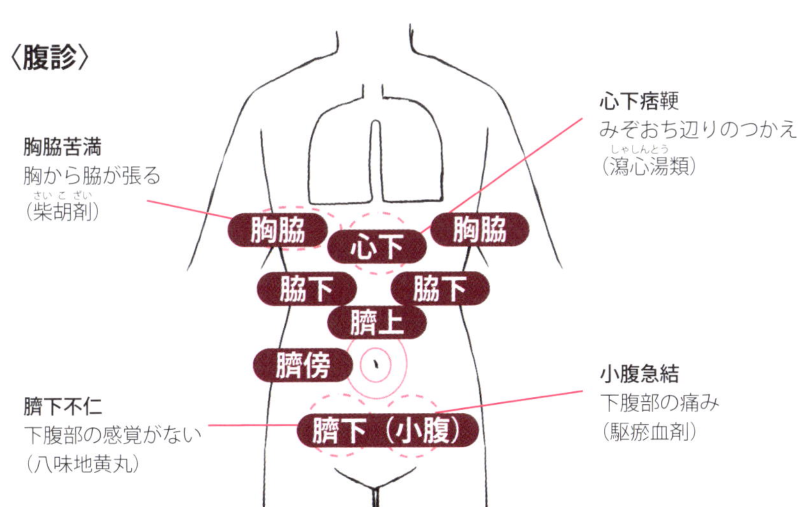

Chapter 2- 8

気血水

体内を巡る３つの要素

気・血・水とは，漢方医学において身体のしくみを知る重要な概念で，人体を構成する要素と考えられています。気は人体を循環するエネルギーで，血は組織に栄養を運びます。水は身体を潤す作用があり，津液と呼ばれることもあります。さらに精を追加して活力の源とすることがあります。これらの要素で人体の生理活動は維持されていて，これらのバランスの崩れが様々な病状を引き起こすと考えられています。

気とは

気はもともと古代中国の哲学や思想から生まれた言葉です。気は両親から受け継いだ「先天の精気」と，自分自身でコントロールできるもの，たとえば飲食物や生活習慣からできる「後天の精気」からできています。また大気中から体内に取り込む気を「清気」というように，深呼吸などで「気」を取り込んでいます。また病は気からというように気の変調が様々な病状の原因になることがあります。気の異常は心と身体のを結ぶ機能系の異常と捉えているためです。

血・水とは

血は血脈内に存在し全身に栄養分を運ぶ役割です。

血は飲食物から得た栄養が変化したもので，血管内の赤い液体を指します。栄養分や酸素と結合して血は全身を巡り，組織に栄養を供給しています。一般にいわれている血液と全く同じではないと考えられています。血は気を運び，最終地点に気を放出する働きがあります。

水は血液以外の水分を指し，身体のすみずみまで潤す作用があり，目や鼻を潤し，関節の働きをよくします。飲食物が消化，吸収されて得た水分が水となります。体内の血以外のすべての水分で，透明なものを指します。必要でなくなった水は尿や汗となって排泄されます。

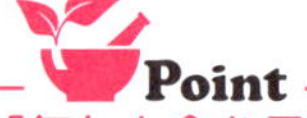

「気」を含む言葉

- 天気，空気，電気，磁気，景気などは不可視のエネルギーを表現した用語です
- 病気は“気”が病んでいるという意味です
- 血気盛ん，血も涙もないなどは個人の性格や感情を表しています

File 13 気血水とは

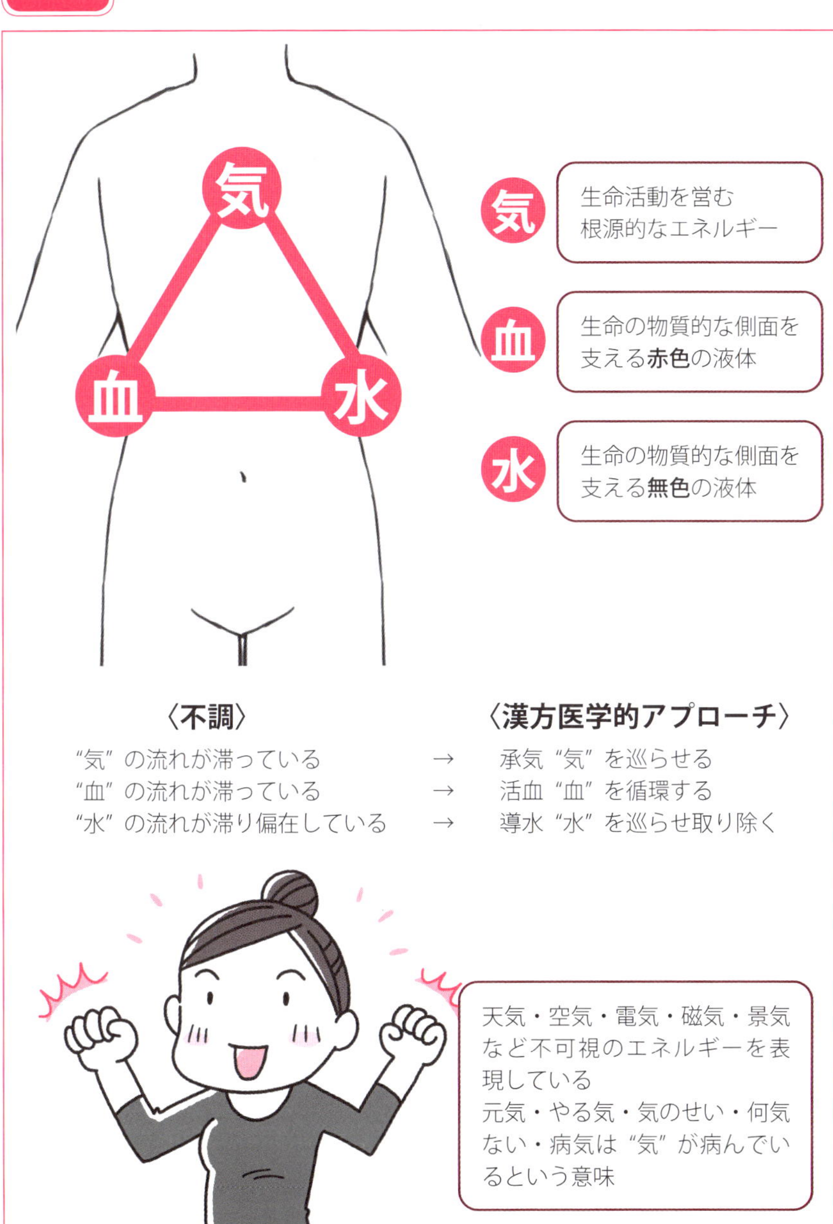

Chapter 2-9

気の変調

気の働きとは

「病は気から」というように，気の変調が多くの症状を引き起こすと考えられています。たとえば，気が不足すると活動力が低下し，疲れやすくなりますが，これは元気がないという状態です。気が血を運ぶと考えられているため，気の変調は血にも影響を及ぼしてしまうことがあります。気が身体に及ぼす作用は以下のものがあります。

気の作用	
推動作用	血や水を全身のすみずみまで巡らせ，成長や発育を促す
化生作用	消化機能や酸素と二酸化炭素の入れ替え
統血作用	血管の外へ血を出さないようにする機能
固摂（こせつ）作用	排泄や分泌の調節，不必要なものは排泄し必要なものは排泄しないようにする
防御作用	病気の原因物質の侵入を防ぎ排除する，免疫機能
温煦（おんく）作用	温める，体温を一定に維持する
気化作用	水が汗となって外へ出ることで体温を維持し，余分な水を尿として排泄する

気の不調によって起こる病状

先述の，気が不足して元気がない状態を**気虚**といい，栄養不足，過労，不摂生，慢性病などが原因になります。気虚に陥ると，発育不全，疲れやすい，下痢，消化不良，かぜを引きやすくなるなどの症状があらわれます。

気が滞って起こる状態を**気滞**といい，ストレスや運動不足などが原因です。症状は，おなかが張ったり，げっぷやおならが増えたり，胸やけや，のどのつかえなど，気の巡りが原因で起こる症状はいろいろあります。

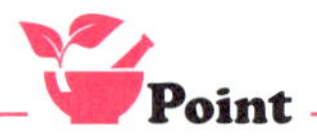

●「気」を補う生薬の代表に人参（にんじん）があります。野菜のニンジンとは別物で，その薬効としては胃腸系・呼吸器系を活性化させて，免疫機能を高める作用があり，滋養強壮・消化促進・下痢止め・精神安定・強心・抗疲労などの効能が期待されています。日本ではすでに奈良時代には知られていたようです

漢方

File 14

気の変調と選択する漢方薬

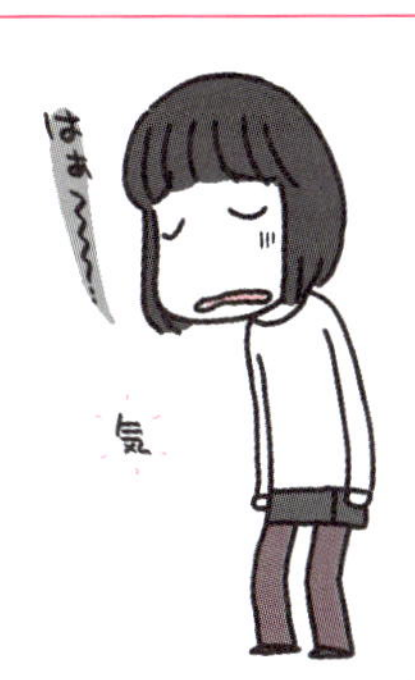

気虚 気の量が不足している状態

（症　状）元気がない，気力がない，倦怠感，食欲不振など
（生　薬）人参，黄耆（おうぎ），甘草（かんぞう），大棗（たいそう）
（漢方薬）四君子湯（しくんしとう），六君子湯，補中益気湯（ほちゅうえっきとう），小建中湯（しょうけんちゅうとう）

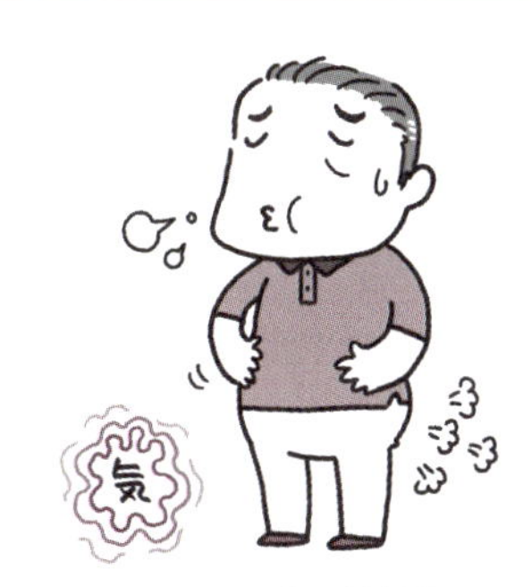

気滞 気が停滞している状態

（症　状）げっぷやおならが多い，お腹が張る，のどがつかえるなど
（生　薬）陳皮（ちんぴ），紫蘇葉（しそよう），枳実（きじつ），厚朴（こうぼく），檳榔子（びんろうじ），香附子（こうぶし）
（漢方薬）半夏厚朴湯（はんげこうぼくとう），香蘇散（こうそさん），女神散（にょしんさん）

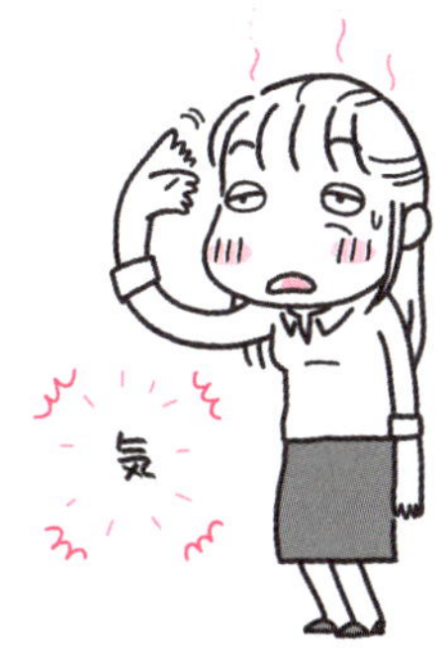

気逆 気が上昇しすぎる状態

（症　状）のぼせ，下半身だけ冷える，めまい，頭痛など
（生　薬）桂皮（けいひ），呉茱萸（ごしゅゆ），黄連（おうれん）
（漢方薬）桂枝茯苓丸，桃核承気湯

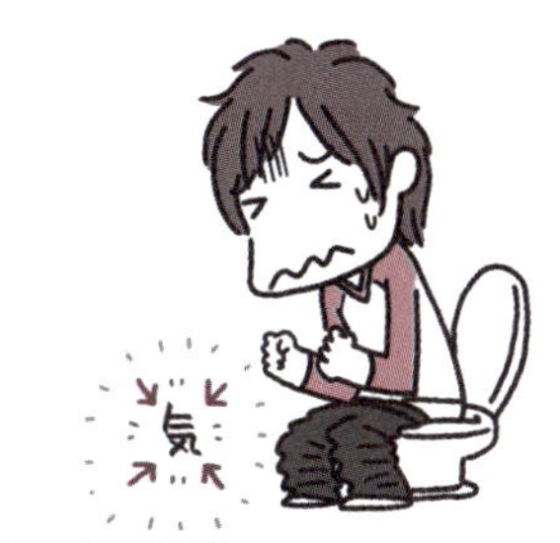

気陥 気が下降した状態

（症　状）胃下垂，脱肛，子宮脱など
（生　薬）升麻（しょうま），柴胡（さいこ）
（漢方薬）補中益気湯，乙字湯（おつじとう）

Chapter 2-10

血の変調

血の働きとは

血とは西洋医学でいう血液と同じような意味ですが，循環も含めた少し広い概念を指しています。また，血は気とも密接に関係しているため，どちらかの不調が起こったとき，もう一方の状態もセットで症状や治療法を考えていく必要があります。

血の作用	
養栄作用	各臓器（全身）に栄養を届ける
滋潤作用	髪や爪，筋肉，皮膚などの各器官に潤いを与える

★月経や妊娠とも関わりがある

血の不調によって起こる病気

血の不調は不足の**血虚**と停滞の**瘀血**があります。血虚の場合，出血や月経などで血を大量に消費すると，血の全体量が不足して起こります。先述の通り，血だけでなく，気が足りない場合にも血虚になる場合があります。主な症状は，顔色が悪くなったり，皮膚が乾燥したり，めまい，目のかすみ，不眠などです。基本的には血を補って治療します。血瘀は血の巡りが悪くなることで起こります。その原因としては，気が不足していたり，熱の過剰・不足などが考えられ，痛み，出血，便秘，肩こりなどの症状があらわれます。婦人科疾患の子宮筋腫や子宮内膜炎症は瘀血と考えられています。これらの症状は基本的に血の巡りをよくすることで解消できます。

また**血熱**という血に熱が侵入した状態は，鼻血が出やすくなったり，出血が止まりにくい，血尿が出るなどの症状が起こり，逆に寒が血に侵入した血寒では，月経不順，月経腹痛，下腹部の冷えなどがあらわれます。

女性の月経痛も，漢方医学では「気・血・水」がうまく身体に巡らず滞ってしまうタイプと，「気・血・水」が体内に不足しているタイプに分けて考えます。それぞれ原因が違うため，選択する漢方薬も異なってきます
また漢方医学では，たとえば打撲による内出血や腫れなどは，血液が滞っている瘀血の状態と捉えて，駆瘀血剤を処方します

File 15 血の変調と選択する漢方薬

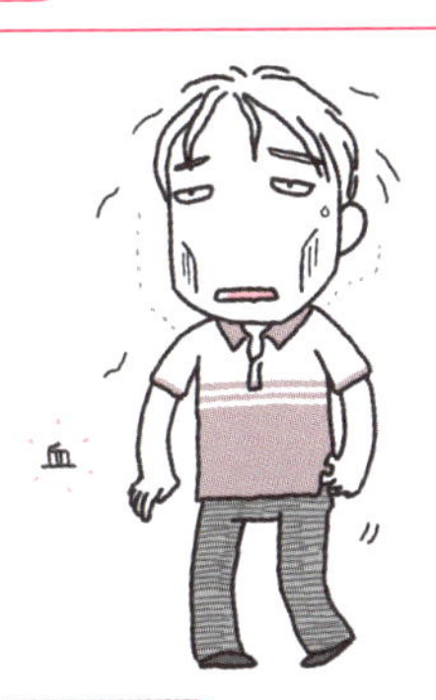

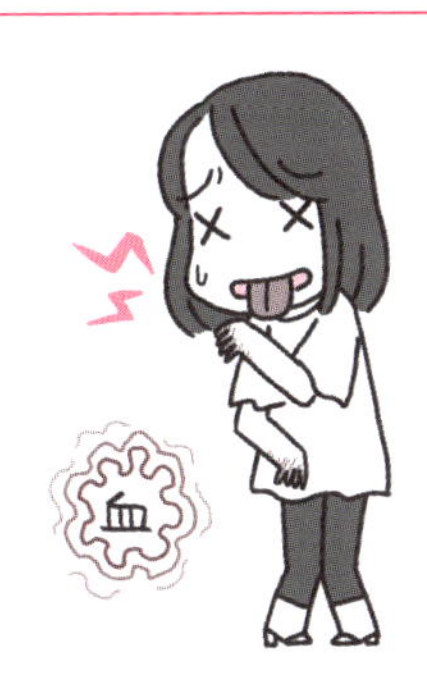

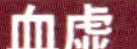

血虚 血が足りない

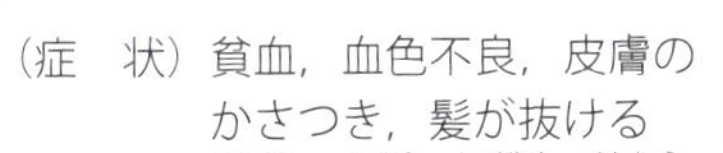

(症　状) 貧血，血色不良，皮膚のかさつき，髪が抜ける
(生　薬) 当帰，地黄，芍薬，川芎，阿膠，艾葉
(漢方薬) 四物湯，十全大補湯，芎帰膠艾湯

瘀血 血が滞る

(症　状) 痛み，皮膚が黒ずむ，舌や歯茎が紫色
(生　薬) 桃仁，牡丹皮，大黄，紅花，当帰，芍薬，川芎
(漢方薬) 桂枝茯苓丸，桃核承気湯，当帰芍薬散

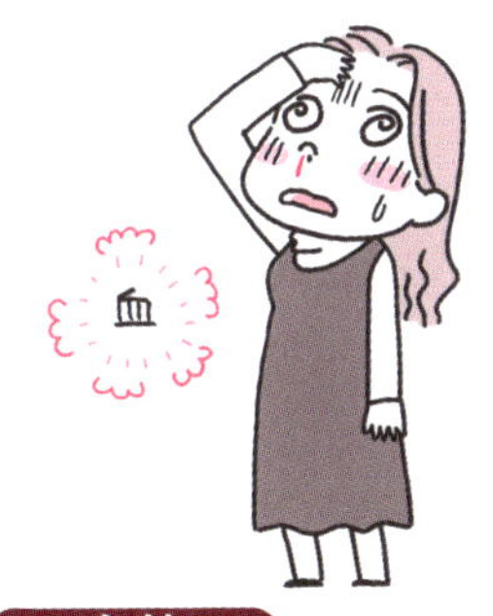

血熱 血が熱をもつ

(症　状) 発熱，鼻出血
(生　薬) 黄連，黄芩，山梔子，黄柏，知母
(漢方薬) 黄連解毒湯

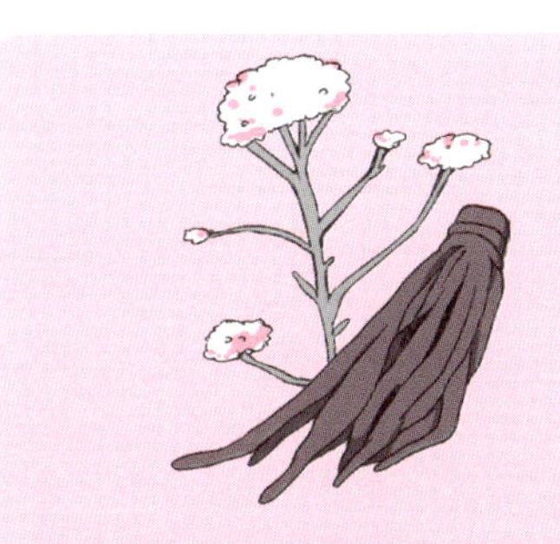

当帰は婦人に用いる代表的な生薬です。血を補う作用があり，血液不足が原因の冷えや月経不順・更年期障害に用います。昔中国で，婦人病を患った妻がいて，その妻のもとに戻らなくなった夫がいました。薬草を飲んで病気が治ったところ，夫が家に戻ってきたことから，夫が「当に帰った」ことから名づけられています。

Chapter 2-11

水の変調

水の働きとは

水は**津液**と呼ぶこともあり，血液以外の水分（汗，唾液，胃液，尿，涙，リンパ液など）を指しています。津は体表を通るさらさらとした水分で，液は体の深層部を通るねっとりとした水分を指します。

水の作用	
養営作用	全身に栄養を与える
滋潤作用	体内を潤す，すなわち身体を乾燥から守る
清熱作用	身体の不要な熱やほてりを冷ます
排泄作用	異物や老廃物を体外に排出する（涙，鼻水，唾液，汗，尿として排出）

水の不調で起こる病気

水毒とは体液が本来あるべきところに過剰に存在するか，本来ないところへ存在している病態のことをいいます。陰陽で分類すると気は陽で血と水は陰に分類されます。また，水は陰液と呼ばれることもあります。

二日酔いの原因は水毒

二日酔いには，「五苓散（ごれいさん）」という漢方薬が効果的です。これは，「水毒」に効果がある漢方薬で，体内の水の流れを整え，水の分布を均等にする効果があります。むくみや下痢，嘔吐，排尿困難などの症状にも処方されます。ほかにもお酒を飲んで赤くなるタイプや，身体が熱くなるタイプの人には黄連解毒湯（おうれんげどくとう）がよく効きます。胃腸などの消化器系の症状緩和や，頭痛緩和などにも効果があります。また，冷たいお酒を飲みすぎると，下痢になることがあります。下痢の原因も水毒と考える場合もあります。

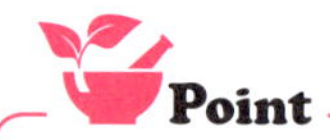

Point

- 日本では津液が正常に代謝されず余分な水として体内にある状態を水毒と呼んでいます

漢 方

File 16 水の変調と選択する漢方薬

〈水の不調〉

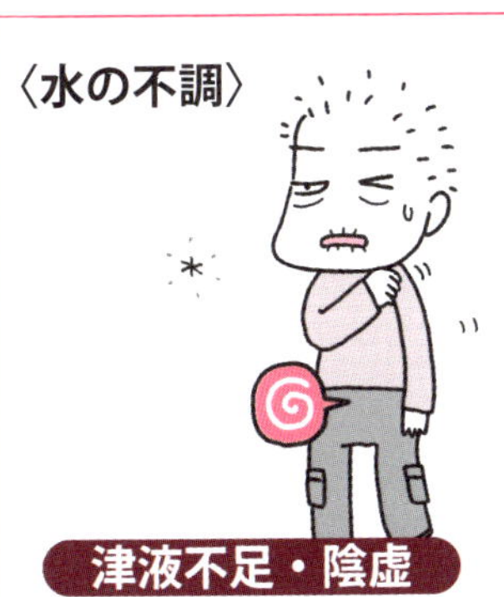

津液不足・陰虚

身体の一部または全身の体液が不足した状態

（症　状）声がれ，咳，肌の乾燥，口渇，皮膚の乾燥，便秘，関節の異常
（生　薬）地黄，麦門冬（ばくもんどう）
（漢方薬）八味地黄丸，麦門冬湯（ばくもんどうとう），滋陰降火湯（じいんこうかとう）

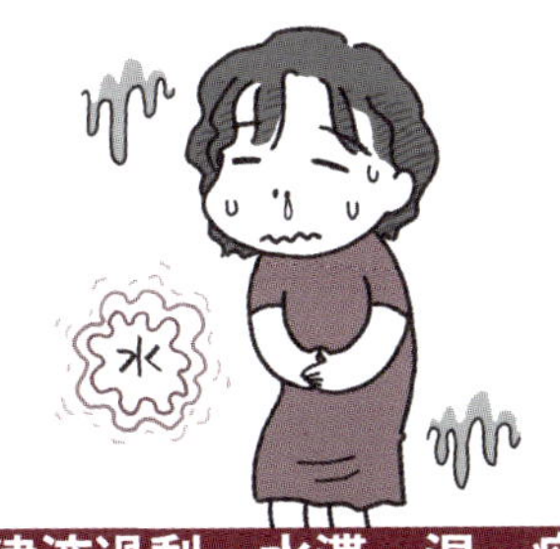

津液過剰・水滞・湿・痰

身体の一部または全身の体液が過剰になった状態

（症　状）浮腫，下痢，身体が重い，頭痛，立ちくらみ，咳，鼻水，胃がポチャポチャする，嘔吐，下痢などの消化不良，関節の腫脹
（生　薬）茯苓（ぶくりょう），沢瀉（たくしゃ），朮（じゅつ），防已（ぼうい）
（漢方薬）五苓散，猪苓湯（ちょれいとう），柴苓湯（さいれいとう），真武湯（しんぶとう），防已黄耆湯（ぼういおうぎとう）

〈のどの津液〉

不足すると
声がれ，空咳が症状としてあらわれる

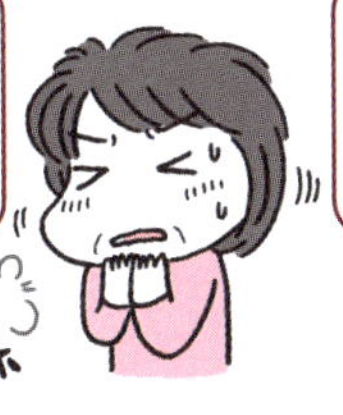

過剰になると
痰を伴う咳，鼻水が出る

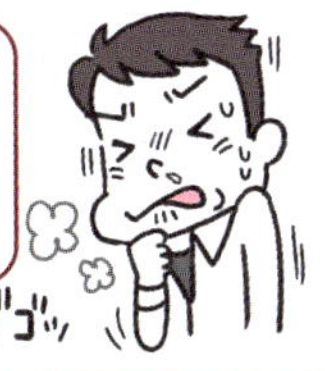

〈関節の津液〉

不足すると
関節液がなく動きがスムーズにいかない

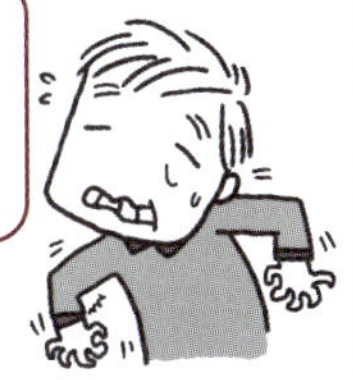

過剰になると
関節の周りに津液がたまり腫脹する

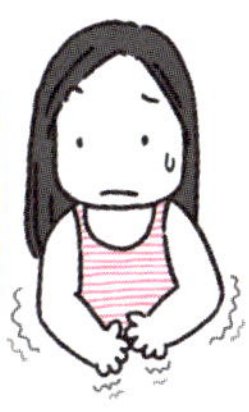

Chapter 2-12

漢方医学における病気の原因

病気の病因の分類

漢方医学における病気の原因には先天的な要因と後天的な要因があります。

先天的な要因とは遺伝的な体質や病気に対する感受性にあたります。

後天的な要因は**外因**，**内因**，**不内外因**という，大きく3つの要因に分類されています。

この理論は中国宋代（960年～1279年）の医書『三因極一病証方論』（陳言著）によるものです。

外因とは，身体の外から影響を受けて，それが病気を引き起こす原因となるものです。たとえば，暑かったり湿気が多かったりなど，気候や天候の変化で体調が悪くなることがあります。多少の変化なら人の身体は対応できますが，あまりにも暑い，寒いなどの変化が激しいときには身体が対応しきれずに病気を引き起こしてしまいます。これらは六淫（風，寒，暑，湿，燥，火）と呼ばれていて，経絡より起こり臓腑に障害を起こします。熱中症や日射病も外因によるものです。

内因とは精神的な原因を指し，様々な感情の変化や精神的な刺激により体調が悪くなることをいいます。これらは七情（怒，喜，思，憂，悲，驚，恐）と呼ばれ，臓腑より発し肢体にあらわれます。

不内外因は，生活の不摂生や外傷によるものです。具体的には，飲食の過不足，疲労，運動不足，性生活の乱れなどが挙げられます。

風邪（ふうじゃ）も外因により起こる病気です。しかし実際には外因のみ，内因のみというわけではなく，外因，内因，不内外因が複雑に絡み合って，病気を引き起こしているのです。

食生活の重要性

江戸時代の本草学者，貝原益軒は著書『養生訓』にて，「節度のある飲食こそ基本」としました。「腹八分目」を適量として，ものたりないくらいがよい，と著しています。そのほかにも，「五味のバランスをとること」「夜食は早めに，深夜の飲食はよくない」「体調不良のときは，無理して食事をするより，食事を抜くことも必要」など，現代にも通じる教訓をたくさん残しています。

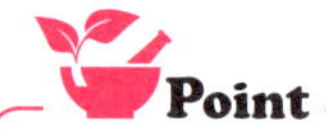

◉漢方医学では心と身体をひとつのものとして考える（心身一如）

漢方

File 17 外因・内因・不内外因

〈外因・内因・不内外因〉

外因

外因

外因

不内外因

食生活の乱れ

睡眠不足

内因

七情（怒，喜，思，憂，悲，驚，恐）

〈健康に過ごすには〉

- 季節に見合った生活をする
- 食べすぎない
- 過労や怠惰な生活はしない
- 性生活は摂生する
- 感情を安定させる

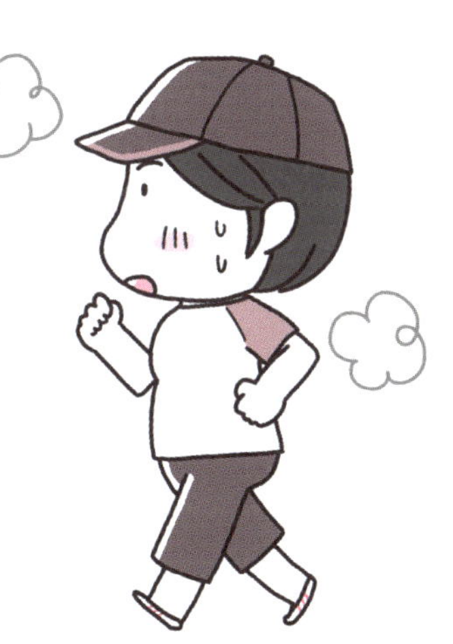

Chapter 2-13

五行説

自然界における５つの属性

五行説は古代中国で生まれた世界観で，宇宙に存在するすべてのものを5つの要素に木，火，土，金，水に分けて考えます。互いに影響を受け，自然界，人体のあらゆるものがこの循環法則によって成り立っています。中国漢代には陰陽説と合わさり陰陽五行説となりました。

この五行学説に基づき人体の生理機能を肝，心，脾，肺，腎という5つの臓器に分類する考え方が臓象学説となります。

漢方医学では人体の内臓器官の様々な働きを五臓六腑に当てはめて考えます。五臓は肝，心，脾，肺，腎，六腑は胆，小腸，胃，大腸，膀胱，三焦です。現代での内臓器官と似ていますが，より広い意味をもっています。これらは臓器器官名だけでなく，その働きや現象も含んだ呼び方となっています。臓と腑はそれぞれ対となり，影響を受けやすくなっています。そして，この関係性を応用して漢方医学的な病態「証」を把握します。

Point

- 陰は月，陽は太陽すなわち日ざしで曜日が成り立っている。
- 惑星の名前にもなっている。木星，火星，土星，金星，水星

木	草木が芽を出す。万物が生じることで，春	肝
火	火が燃える。熱の性質があり，夏	心
土	大地を象徴し万物を育てる	脾
金	金属をあらわし，秋	肺
水	流れる水をあらわし，生命を育てる，冬	腎

- 五臓六腑にしみわたる
- 胆試し　肝っ玉母さん　肝が据わっているなど
  古人は「心」と「身体」を不可分のものとし，機能としての5つに要素を相生相克関係によって営まれていると考えていた
- 五臓の名前のついた漢方薬
  抑肝散：気持ちを抑える
  帰脾湯：消化機能を整え，精神を安定させる
  清肺湯：呼吸器症状を改善する

File 18 五行説

〈五行・五腑〉

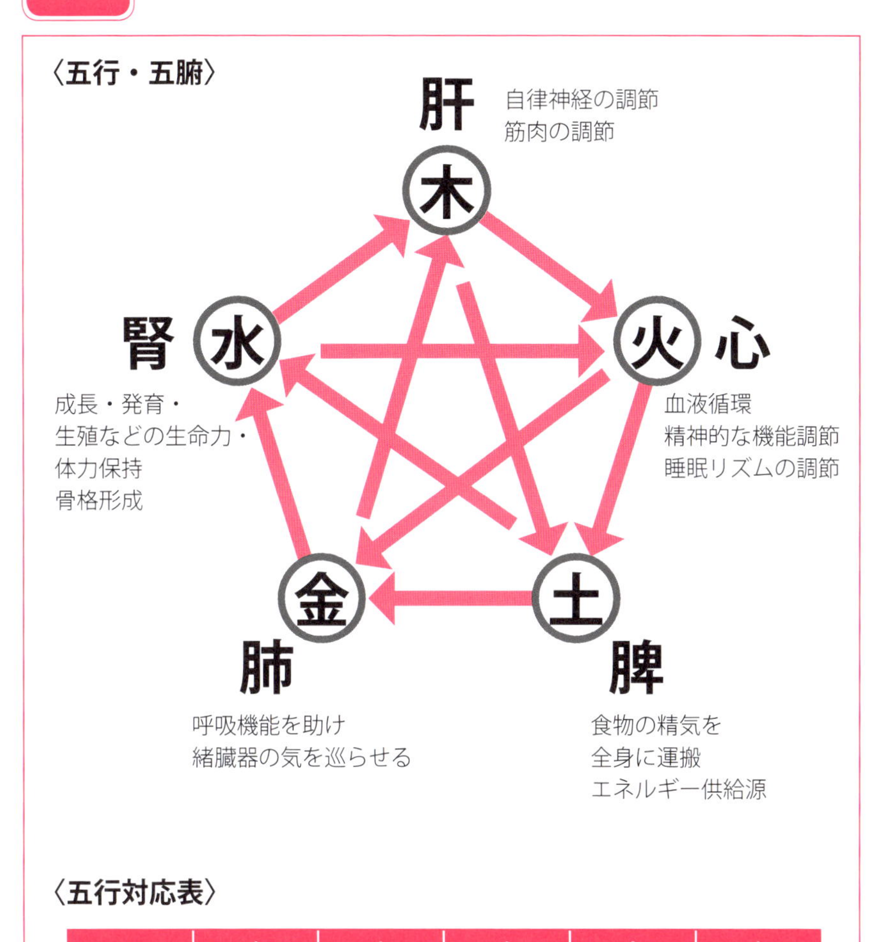

〈五行対応表〉

	木	火	土	金	水
五腑	胆	小腸	胃	大腸	膀胱
五充	筋	脈	肉	皮膚	骨
五志	怒	喜	思	悲	恐
五色	青	赤	黄	白	黒
五気	風	暑	湿	燥	寒

Chapter 2-14

陰陽論

陰陽論

自然界のすべてのものは「**陰**」と「**陽**」の2つの対立した性質に分けることができます。これを**陰陽論**といい，漢方医学的な身体の状態（証）やバランスを把握するために必要となります。「陰」と「陽」のバランスが健康を維持していると考えられています。

陰陽論は古代の中国思想の根源であり，その起原は『詩経』や『易経』とされています。

日本には6世紀頃伝えられ陰陽道として発展したのが始まりで，平安時代には陰陽師の安倍晴明が活躍しました。

陰は静かで落ち着いた役割をもっており，反対に陽は活発で活動的な役割を担っています。陰陽は相互に対立しながらも協力することによって，1つの形として機能します。そのため，常に陰と陽が共存しているのです。

陰陽論の特徴

陰陽論の特徴として，まず「陰」と「陽」は互いが存在することで成り立ちます。互いに依存しあっていて，単独では存在し得ないことが挙げられます。また，互いにバランスをとるように作用します。さらに，陰陽は完全に固定しているわけではなく，陰が過ぎれば陽になり，陽が過ぎれば陰となることもあります。

人体における陰陽論

「人体は自然の縮図である」という言葉が漢方医学にはありますが，これは人体が自然に順応するため，自然界の理論である陰陽論に則って考える必要があることを示します。

人体においても，生命を維持するために陰陽が存在し，お互いが協力し調和した状態が健康，陰陽のバランスが崩れてしまうと病気になります。

人体における「陰」は夜間や安静，睡眠などを指し，「陽」は昼間の活動，運動，消費などの行動を指します。陰陽のバランスを保つためには，自然界に順応した生体リズムを基本とした規則正しい生活を送ることが健康への基本ということになります。

また，病気になってしまった場合，このバランスを回復することが病気を治すことにつながります。すなわち，「陰」が過ぎた場合には陽性の薬を，「陽」に過ぎた場合は陰性の薬を使うことがポイントになります。また，陰中の陰，陰中の陽，というように，陰陽それぞれの中にさらにさまざまな段階の陰陽があります。

漢方

File 19 陰陽論

〈太極図について〉

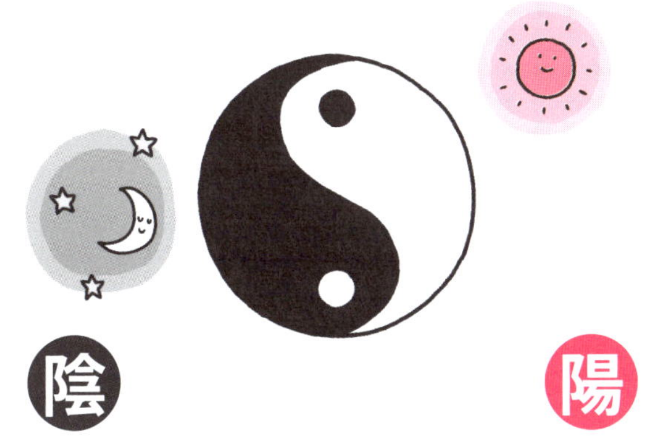

陰陽論を表すこのマークを太極図といいます。白い部分は「陽」を表し，黒い部分は「陰」を表します。また，大きな白いスペースの中にある黒い小さな丸は「陽」の中に「陰」があることを示しています。同様に大きな黒いスペースの中の白い小さな丸は「陰」の中の「陽」を表しています。

＜基本的な発想法＞		
太陽の当たらないところ→ひかげ	**原始的**	太陽に当たるところ→ひなた
	哲学的	
自然界，社会において互いに関係し，対立し合う属性 気候，方向，左右，内外など		
	＜陰陽の性質＞	
物質的で，移動せずゆっくりで，冷たい		非物質的で，動きと速さがあり，温かい
	＜代表的な陰陽＞	
夜　冬　北　寒　水　暗	**自然界**	昼　夏　南　熱　火　明
下　左　内　降　沈　凹　－　中心	**方向性**	上　右　外　昇　浮　凸　＋　末端
女　老　皮膚　お腹　下部　血	**人体**	男　幼　内臓　背中　上部　気
寒冷　湿潤　衰退　慢性	**病気**	温熱　乾燥　亢進　急性

Chapter 2-15

八綱

八綱を組み合わせて証を表す

漢方医学では患者の「証」を把握することから始まります。その際に患者の「証」，すなわち基礎体力や体質，病状を表現するために用いる言葉が**八綱**です。これは，四診により得られた情報から陰陽の状態，病位（病気が発現している部位），冷えているか熱感があるか，病気の勢いや患者の抵抗力などを表現するための基本用語となります。漢方医学的な「証」はこれらの用語を組み合わせて用いることがあります。

◆陰陽（前項参照）

体調や生命力の状態など全身状態が陽証であるか陰証であるかを示す言葉

◆表裏（病気が発現している部位）

病気が体内に侵入した場合の病位を示すもの。身体の表面部にある場合は「**表証**」，内部に侵入した場合を「**裏証**」といいます。咽頭やのどなどその中間に位置すると考えられ「**半表半裏**」と表現します。

○表証：病位体表部，悪寒，発熱，頭痛，発汗，関節痛，神経痛

○裏証：病位が内臓などの深部，腹痛，便秘，下痢，排尿障害

◆寒熱

患者の病状が悪寒などの冷えを訴えている場合は「**寒証**」，発熱や炎症を伴う場合は「**熱証**」とします。治療は寒証の場合は温める漢方薬，逆に熱証の場合は清熱剤を用います。

○寒証：顔色蒼白，寒がり，手足の冷え，軟便，頻尿

○熱証：顔色紅潮，暑がり，便秘，ほてり，口渇

◆虚実

病状の強弱を表した言葉です。慢性的で抵抗力が低下していて，気力や体力が衰えている場合を「**虚証**」，急性的で抵抗力があり，気力体力が衰えていない場合を「**実証**」といいます。また“虚”とは不足を意味し，“実”は充満や過剰を意味します。治療は，不足している場合は補剤を用い，逆に過剰の場合には瀉剤を用います。

○虚証：やせ型，胃腸虚弱，食が細い，疲れやすい，声が小さい

○実証：体格よい，胃腸丈夫，便秘がち，元気，声が大きい

File 20 八綱

〈八綱の組み合わせによる“証”〉

総括	陰 ――	陽
病位	裏 ――	表
病性	寒 ――	熱
病勢	虚 ――	実

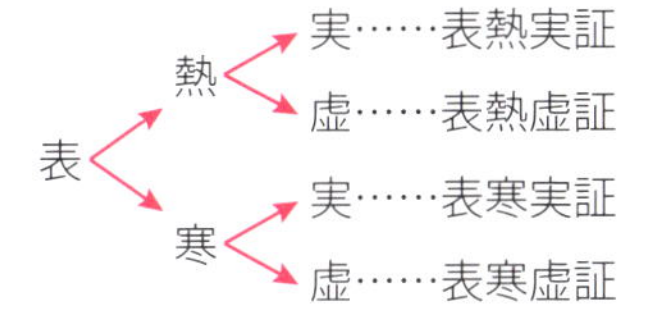

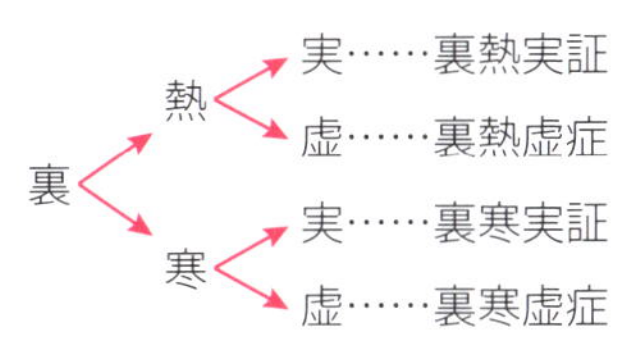

〈表裏と寒熱の組み合わせ〉

表
- 寒：身体の表面が寒い→感冒の引きはじめで寒けがある
- 熱：身体の表面が熱い→皮膚に炎症があり熱感がある

裏
- 寒：体の内部が冷えている→お腹が冷えて下痢している
- 熱：体の内部に熱がある→細菌性の腸炎で下痢している

気血水や五臓（肝・心・脾・肺・腎）などと組み合わせることで様々な“証”を表現することが可能となっている

気虚	気が足りなくなった状態……倦怠感，気力の低下
血虚	血が不足した状態……爪の異常，顔色が悪くなる，栄養不足
脾虚	脾の機能が低下している状態……腸が弱い，疲れやすい，食後の眠気
腎虚	腎の機能が低下や不足している状態……腰痛，排尿障害，白髪
陽虚	陽が弱すぎる状態……寒さを感じ，手足が冷える
陰虚	陰が弱い状態……夜になると手足がほてる

Column 腹診は日本で発達した

四診のひとつ，腹診は，お腹を触ったり押してみることで，腹部の緊張状態や抵抗感などを見て，そこから患者の症状を判断していきます。日本の漢方医学では腹診に重点をおいて，江戸時代にその体系が確立したとされています。これは，腹部の状態を通じて全身の状態を観察できる，という考え方によりますが，中医学では腹診は重視されていませんでした。中国ではお腹を見せることを恥と考えたり，弱みを見せることでもあるので，腹診よりも脈診が重視されています。日本では「誤診をしてはいけない」という考え方が強かったため，「たとえ失礼でも患者の身体に触れて正当な診断をするべき」という考えに至ったと考えられています。

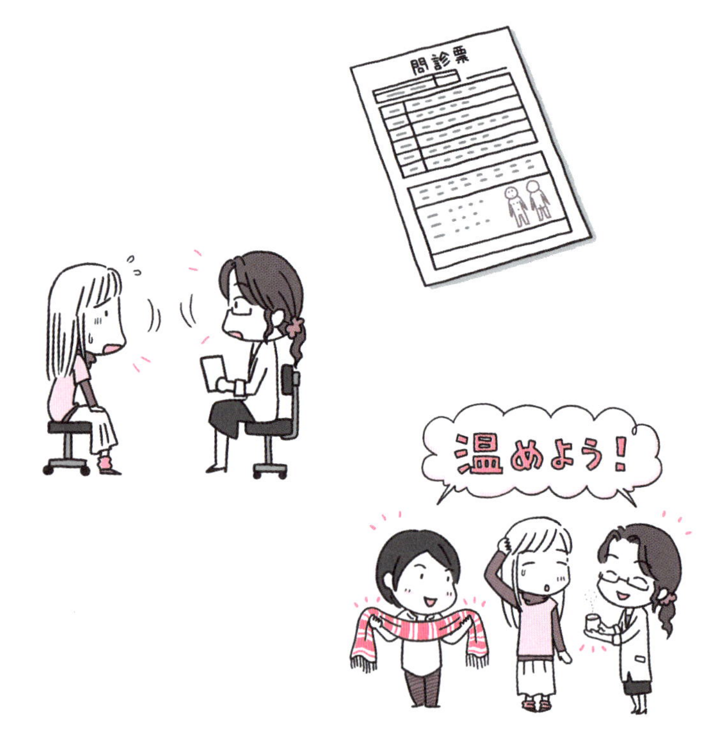

第3章

漢方薬の基本

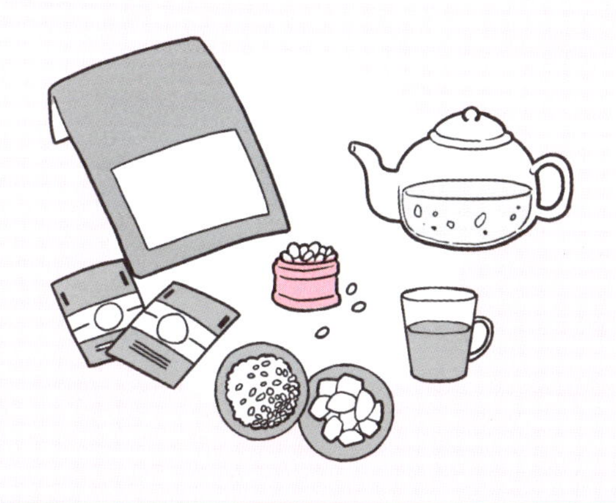

Chapter 3-1

漢方薬とは

漢方薬とは

漢方薬は，東アジア地域で伝承される伝統医学の中で，経験的に治療薬として実証され，現代にまで継承された薬剤です。たとえば，感冒薬としても有名な”葛根湯”は，中国漢代に成立した医学書『傷寒論』に記述された漢方薬として知られています。

漢方薬の多くは，数種類の生薬の組み合わせによってつくられています。**生薬**とは，薬の効果がある天然物を，乾燥させたり，粉砕・抽出したもののことです。その天然物の多くは植物の根や茎・種子や葉などからつくられますが，動物由来のものや，鉱物・貝殻からつくられるものもあります。

漢方薬は経験則に基づいてつくられたため，生薬の組み合わせ方に法則はないと思われるかもしれませんが，古代中国の薬物書である『神農本草経』や『黄帝内経』には，生薬の組み合わせにはある一定の規則が必要であると書かれています。

それが「**君臣佐使**（くんしんさし）」と呼ばれるもので，漢方薬を構成する生薬の配合理論を説いた考え方になります。**君薬**というのは，主に効果の柱となる生薬で，主薬と呼ばれることもあります。**臣薬**は君薬を支えるのが主な役割で，君薬と違う作用をもつこともあります。**佐薬**と**使薬**は，君薬や臣薬の作用が強くなりすぎるのを防ぎ，全体の調和をとるための生薬で，体に効きやすくするために使われています。これら4つの薬をバランスよく配合することで，漢方薬はできているのです。

漢方薬と民間薬の違い

漢方薬は，複数の生薬を組み合わせてできたものです。その配合については中国の医学書『傷寒論』などに書かれていて，その調合や処方運用は確立した理論体系に基づいています。一方，「ドクダミ」や「ゲンノショウコ」などの民間薬は経験的に民衆の間で受け継がれてきたもので，その製法や対応する疾患などについては細かく決められているものではありません。また，一種類の単剤を使用することが多く，効果も漠然としています。

最近では多くの民間薬が出回っていますが，漢方薬はあくまでも医師・薬剤師の指導のもとで服用する薬ですので，その違いに注意してください。

漢　方

File 21 漢方薬とは

〈漢方薬は生薬を組み合わせてつくられる〉

基本的には 2 種類以上の生薬を組み合わせている

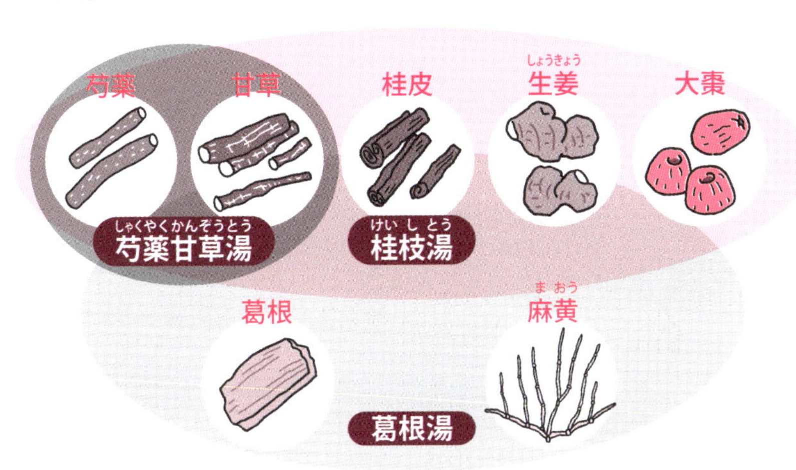

〈配合理論〉

古代中国の君主政治制度を引用している
『神農本草経』に「薬物には君臣佐使あり」とある

君薬

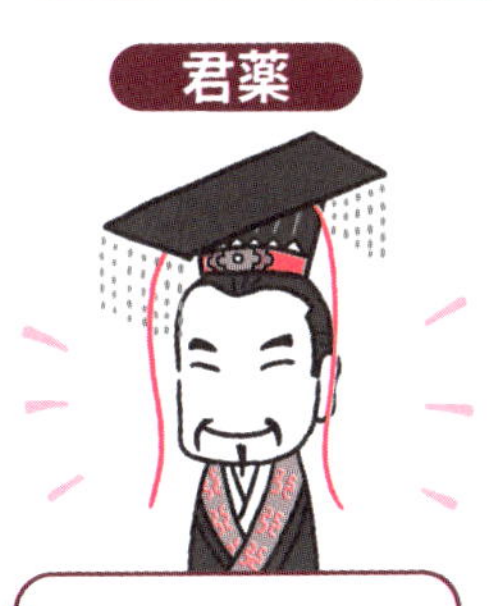

処方中の中心的な働きをする

臣薬

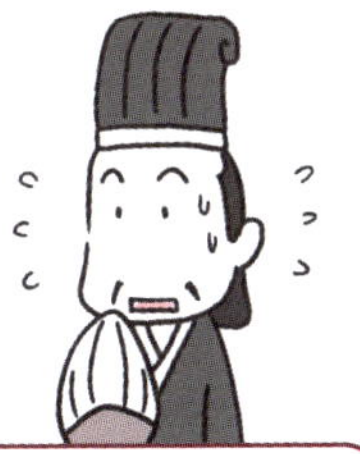

君薬の補助薬で，君薬の不足を補う

佐使薬

臣薬の薬能を助け，副作用を抑え，処方中の中和を行う

Chapter 3-2 漢方薬の剤形

効能によって違う漢方薬の剤形

漢方薬による治療は湯液治療といわれるように，古来，漢方薬の剤形は**煎じ薬**が最も多く，生薬を煎じてできたスープを指します。葛根湯や小柴胡湯のように「湯」とあるものは煎じ薬であることを示しています。生薬の分量を調整することができるので，1人ひとりに合った漢方薬を処方することが可能です。

また，当帰芍薬散，五苓散のように「散」と名があるもの，八味地黄丸，桂枝茯苓丸のように「丸」とあるものは，元々は**散剤**や**丸剤**を指しています。散剤というのは処方された生薬を混合した粉末状にしたもので，丸剤は散剤にはちみつなどを加えて丸めたものになります。また，これらも湯の形で用いることもあります。この場合，一般的には当帰芍薬散料，八味地黄丸料のように「料(りょう)」をつけて，散剤，丸剤と区別することもあります。

ほかにも，漢方薬の保険適用により一般化された剤形に**エキス剤**があります。これは湯剤のように煎じてできた湯液を，スプレードライ（噴霧乾燥）やフリーズドライ（凍結乾燥）の技術を使って乾燥粉末化したものに，賦形剤を加えて必要に応じて造粒したものです。エキス剤は煎じる手間がかかる湯剤に比べて，携帯に便利で，手軽に服用できる反面，患者個々の症状に合わせた内容生薬の細かな調節ができないため，漢方本来の良さが失われるというデメリットもあります。また，漢方薬は内服する薬のみではなく，外用剤もよく使用されています。なかでも有名な外用剤が紫雲膏(しうんこう)という軟膏で，皮膚疾患や軽度の火傷，切り傷などに使用します。これは江戸時代に華岡青洲が中国明代につくられた潤肌膏(じゅんきこう)に豚脂を加えて名付けたものですが，それ以外にも洗浄液としてかゆみ部分に使用する苦参湯(くじんとう)や，坐薬の蜜煎導(みつせんどう)など，古くから外用剤は広まっていました。

古来，剤形による使用目的の違いを以下に示します。

湯	「蕩(とう)」に通じ，大病を掃蕩するのに用いる
散	「散ずる」に通じ，急病を解散させるのに用いる
丸	散剤を賦形剤で固めたものであるが，緩に通じ，緩除に病気を治すのに用いる

『薬治通義』より

漢方

File 22 漢方薬の剤形

煎じ薬

漢方薬を煎じた液
基本は温かい状態で服用する

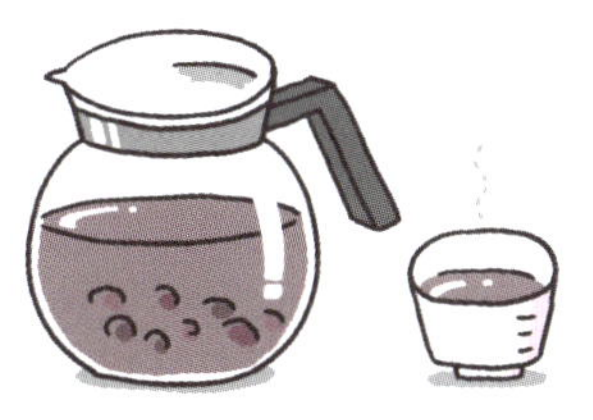

例 葛根湯，十味敗毒湯，麻黄湯，補中益気湯，六君子湯，人参養栄湯

丸薬

粉末状にした生薬に，はちみつなどを加えて丸く固めたもの

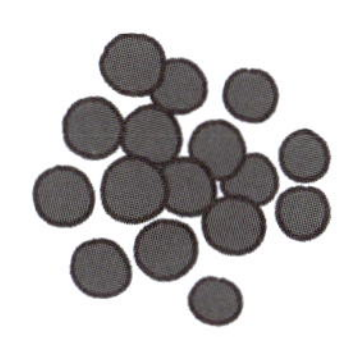

例 八味地黄丸，桂枝茯苓丸，六味丸，麻子仁丸，牛車腎気丸

膏薬

軟膏状にしたもの。塗り薬

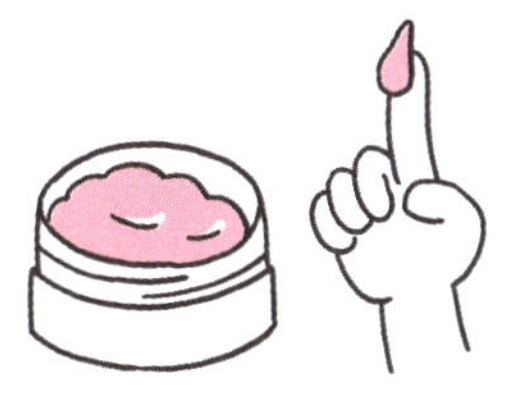

例 紫雲膏，中黄膏，神仙太乙膏

剤形によって効果の発現も変わってくるので，医師や専門家に聞いてみましょう

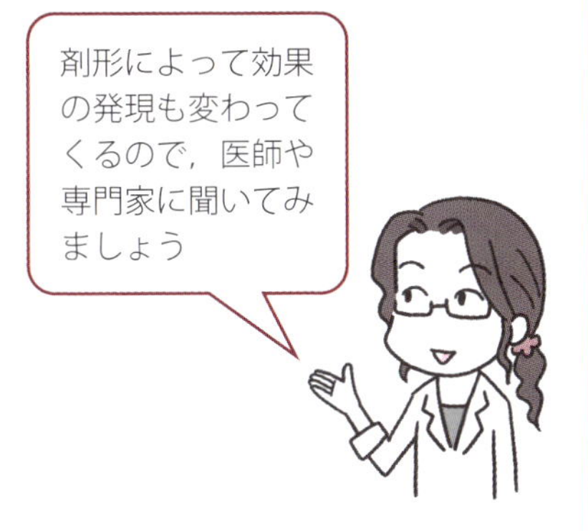

散薬

生薬を粉末状にしたもの

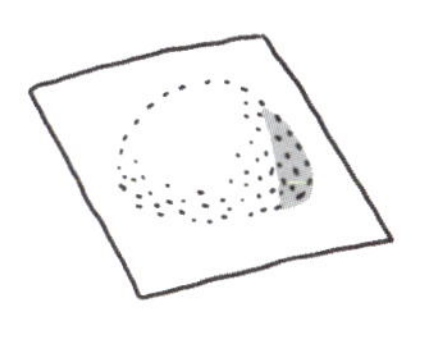

例 安中散，五苓散，当帰芍薬散，加味逍遙散，防風通聖散

エキス剤

煎じ薬をスプレードライ製法により乾燥・粉末化したもの

23
54

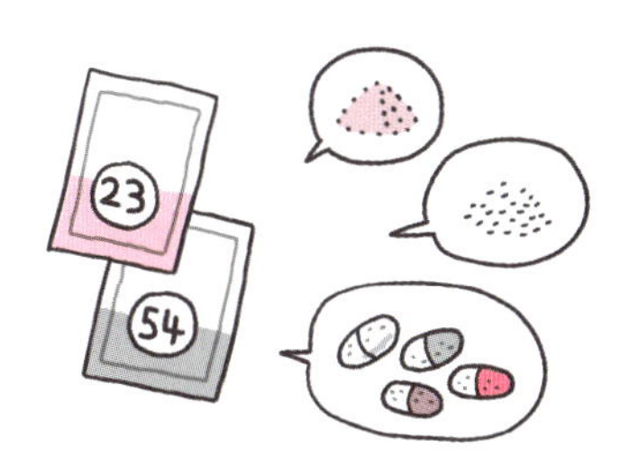

現在は漢方薬本来の剤形である煎剤（煎じ薬），散剤，丸剤だけでなく，新しい剤形のエキス剤がある

Chapter 3-3

漢方薬の入手方法

漢方薬の入手方法

漢方薬を使用してみたい場合，その入手方法は大きく分けて3つあります。

まず1つ目は，漢方専門の医師に診てもらい，自分の証に合った漢方薬を処方してもらうことです。医師に受診するときには，気になっている症状は何か，いつ頃からか，症状が悪くなるのはどのようなときかなど，質問に答えられるように予め整理しておくのがよいでしょう。それによって医師が正確な証を判断してくれます。

2つ目は，漢方専門の薬局に行くことです。薬局には薬剤師がいるので，医師と同じように自分の症状を話し，自分に合った漢方薬を選んでもらいます。

3つ目は，ドラッグストアなどで市販されている漢方製剤を買う方法です。手軽ですぐに入手できますが，自分で判断して漢方薬を買う必要があるので，ある程度の知識が必要です。たとえば感冒でも具体的な症状・体力・年齢などによって用いる漢方薬は変わってきます。そのため，漢方薬に詳しい薬剤師がいたら話を聞いてもらいましょう。

ドラッグストアで買える漢方製剤

漢方製剤と呼ばれるものには，医療用と一般用の2種類があります。医療用は保険診療で処方される漢方薬で，一般用はドラックストアなどで販売される漢方薬です。一般用は医療用に比べ，配合される有効成分量が少なく，安全性を重視してつくられていますが，最近では医療用と同等の有効成分量を含む製品も登場してきています。

その漢方製剤の多くがエキス剤と呼ばれる剤形であり，粉末状，顆粒状，錠剤などの形で製品化されています。エキス剤の製造方法は，煎じ薬と同じように生薬を水で煮出して，カスを濾して残ったスープをスプレードライ（噴霧乾燥機）などの方法で粉体だけを取り出し，飲みやすくするため乳糖などの賦形剤を混ぜて顆粒状にしています。

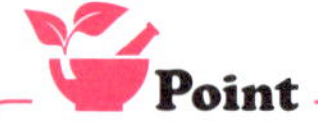

OTC医薬品とは，薬局や薬店，ドラッグストアなどで販売されている医薬品のことで，医師が処方する医療用医薬品とは別に分類されています。しかし，一般的に販売されるにあたり，漢方薬がその名前を変えて販売されていることがあるので注意が必要です

- ボーコレン／小林製薬→五淋散
- コッコアポA錠／クラシエ製薬→防風通聖散　など

File 23 漢方薬の入手方法とエキス剤

〈漢方薬の入手方法〉

病院などの医療機関

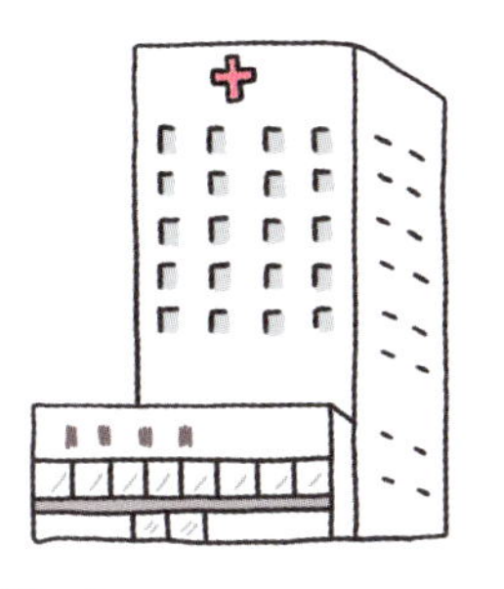

メリット
個人に合わせた処方をしてもらえる
西洋医学・漢方医学と両面から症状を診断してもらえる
デメリット
専門医を見つけるのがやや大変
病院に通う必要がある

漢方薬局

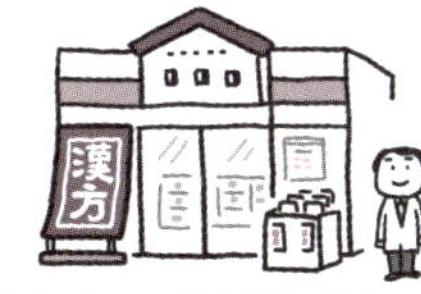

メリット
患者の症状や体質に合わせて，薬剤師に選んでもらえる
相談しやすい，不調などに気づきやすい
デメリット
漢方薬局がそんなに多くない
薬剤師でも漢方に詳しくない人もいるので注意

ドラッグストア

メリット
漢方薬を買い求めやすい
すぐに手に入れることができる
デメリット
個人の症状に合わせたものではない

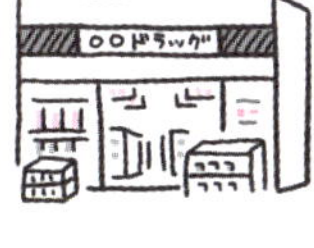

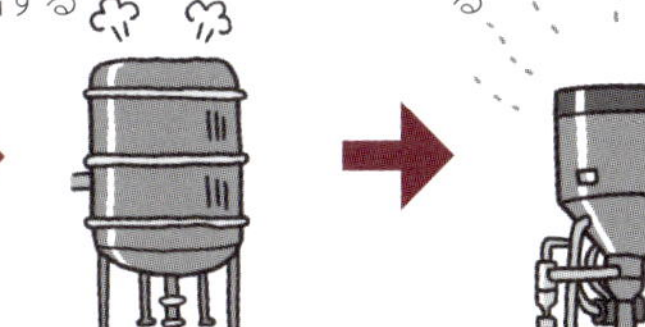

〈エキス剤の製造方法〉

❶生薬の検査
生薬の含有成分や残留農薬などを確認，基準を満たした生薬を使用する。生薬ごとに適切な刻み方を行う

❷抽出・分離
生薬を大きなタンクで厳密な温度・時間を元に抽出する

❸乾燥
噴霧された濃縮液を熱風により瞬間的に乾燥させる

❹エキス粉末
乾燥したものがエキス粉末。品質検査をして製剤化していく

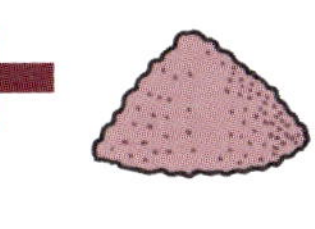

❺製剤化
エキス粉末を顆粒や錠剤などに成形していく

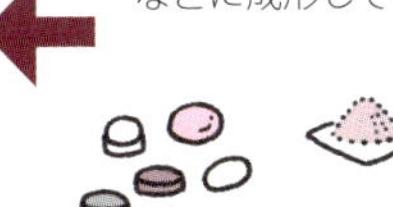

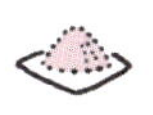

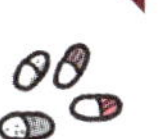

❻仕上げ
エキス製剤を瓶や個包装などにして商品化，そして出荷となる

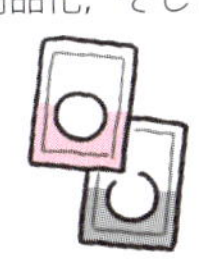

Chapter 3-4 煎じ薬とエキス剤

煎じ薬とエキス剤の違い

煎じ薬は生薬を煎じる手間がかかり，毎日服用するにはなかなか不便な薬です。持ち歩きにも不便で，保存もあまりききません，そこで生まれたのがエキス剤となります。

煎じ薬とエキス剤はコーヒーに例えるなら，レギュラーコーヒーとインスタントコーヒーのようなものです。インスタントコーヒーは気軽に飲め，コーヒーを楽しむことができる一方で，レギュラーコーヒーは香り高く，本格的なコーヒーとして，豆からこだわり厳選された原料を使い，楽しむことができます。どちらもコーヒーですが，その質・性格が異なります。漢方薬の場合は，薬効としてエキス剤が劣るというわけではありません。剤形という点ではコーヒーと同じですが，こだわりをもたなければレギュラーでもインスタントでもどちらでもよいというわけではありません。病気の治療ともなれば，必要に応じてインスタントのみでは対応できず，レギュラーを使う必要もあります。

煎じ薬とエキス剤の利点

現在は医療用漢方製剤のほとんどがエキス剤となっています。これらは1回分ずつアルミの袋に包装され，漢方薬名や製品番号などが書かれています。持ち運びが楽で，手軽に服用できるのが最大の長所となっています。

エキス剤は煎じ薬に比べて製造過程で多少香りがとんだり，揮発性成分が失われたりすることがあるものの，一定の品質は保っているので，手軽に漢方薬を服用したいという人はまずはエキス剤を服用してみるのがよいでしょう。

煎じ薬の最大の利点は患者に合わせた割合で煎じることができる点です。そのため，症状に早く効くこともあります。また，煎じているときの香りにも効能があります。

どちらにしても，漢方薬は効果が発現するまでは毎日飲むことが大切です。そのため無理なく飲み続けられる方法がよいでしょう。

> 煎じるための容器は，アルミ，耐熱ガラス，ホーロー，セラミック製などなら鍋でもやかんでも問題ありません。土瓶などもよいとされています。銅や鉄は漢方薬の成分が変質する可能性があるため避けましょう

File 24 煎じ薬とエキス剤

〈煎じ薬とエキス剤の違い〉

煎じ薬

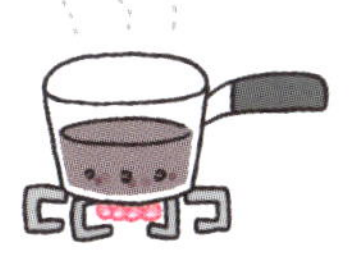
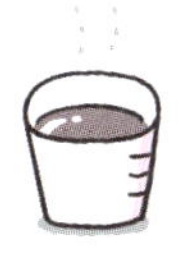

メリット

- 患者の症状や体質に合わせて生薬を配合することができる
- 香りや味によって，さらに治療効果を高めることができる
- 生薬の効果を一番高く発揮できる

デメリット

- 煎じ上がった薬は長期保存ができない
- 悪条件で保存した場合，生薬に虫やカビが発生することもある
- 生薬の量が多く，かさばる
- 漢方薬の種類によっては，苦み，辛みなど特有の味や香りで服用が困難な場合もある
- 調剤に手間がかかる

エキス剤

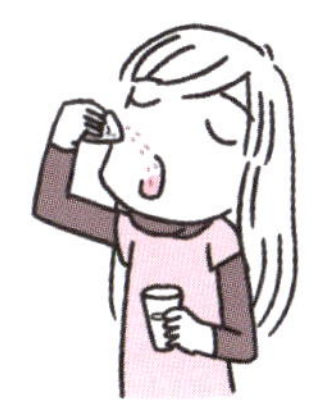

メリット

- 携帯に便利。分量も計らなくてよい
- 長期保存が可能
- 漢方の香りが苦手な人にはよい
- 飲みにくい場合，オブラートなども利用可

デメリット

- 体質や症状に合わせて生薬を加減することができない
- 配合生薬の品質管理が難しい
- 複数の漢方薬を併用する場合，重複する生薬が生じ，副作用の原因にもつながる
- 同一漢方薬であっても，製薬会社によって構成生薬や分量が異なる

〈煎じ薬のつくり方〉

❶

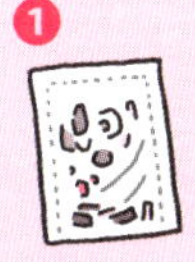

涼しいところ（夏季は冷蔵庫）に保管し，長期間の保管は避けましょう

❷

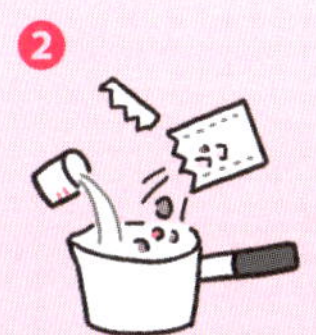

煎じる容器（土瓶，ステンレス，耐熱性ガラスなどのやかん，鍋など）に1日分の煎じ薬を入れます。鉄製や銅製の容器は避けましょう。
水は 600ml 入れます。水道水で構いません

❸

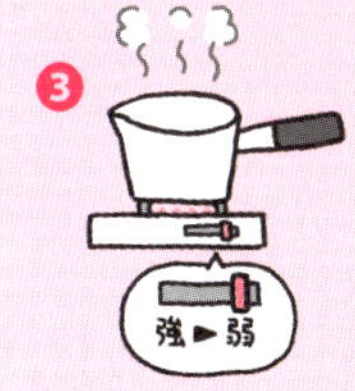

水の状態から火を最初から弱火でかけ，40～50分かけて煎じます。大体水が半分くらいになるまで煎じるとよいでしょう。ふきこぼれないようにふたをずらすかはずしておくほうがよいでしょう

❹

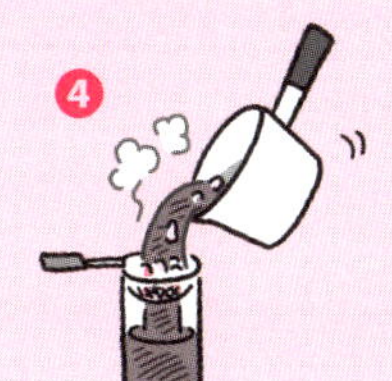

煎じ終わったら，熱いうちに茶こしやガーゼなどで全部こします。こうして抽出した液が1日分の煎じ薬になります。服用回数に等分し，飲むときには電子レンジで温めたり，お湯を加えて飲んでもよいでしょう

Chapter 3-5

漢方薬の服用方法

漢方薬の服用回数

漢方薬は，基本的には1日2回ないし3回の服用がよいとされています。また，服用するタイミングですが，通常は**食前**あるいは**食間**に飲むことが多いです。

それはなぜかというと，漢方薬は天然の草木などからつくられているものが多いため，食べ物に近い性質をもっています。ですので，食事と一緒に服用すると同じように吸収されて血液中に入る率が少なくなってしまうのです。空腹時のほうが効果は出やすいといわれるのはそのためです。

ただし飲み忘れたときは食後でも悪いわけではありません。しかしながら空腹時に漢方薬を飲むと胃腸の調子が悪くなる人もいるので自分が飲むときに，試してみるのが大事です。

また，複数の漢方薬を併用する場合は，服用時間をずらすこともあります。

基本的には指示された飲み方を忠実に守ることが大事です。

服用温度

煎じ薬は基本的に温かくして飲むものですので，エキス剤も基本は温かくして飲むほうがよいといわれています。お湯に溶いて煎じ薬の状態にしてから飲んだほうが効果が出やすいといわれていますが，お湯で飲むのが苦手な人は水で服用しても構いません。

ただし，もちろん例外もあります。たとえば吐き気や出血があるようなときは水で飲みましょう。また，ジュースや牛乳などは，化学変化が起こる可能性もあるので一緒に飲むのはやめましょう。

エキス剤が飲みにくい人はオブラートを使って飲むのもよいかもしれません。子どもが飲むときに利用する人も多いようです。

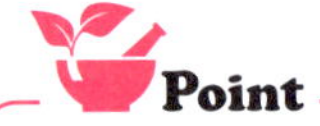

漢方薬は毎日の生活リズムに合わせて服用することが大事です。不眠などの症状に対する漢方薬は就寝前に服用することもありますが，基本的には就寝前の服用は避けましょう

また，高齢者の場合は，散剤や丸剤などは入れ歯に挟まれないように湯に溶いて服用してください

漢 方

File 25 漢方薬の服用方法

〈服用時間〉

基本的には，処方されたときの説明にしたがって服用する

食前	食事の 30 分前
食間	食事の 2 時間後 （食間は食事中という意味ではないので注意しましょう）
食後	食事の 30 分後
就寝前	寝る 30 分前もしくは寝る直前
頓服	症状が出たとき，必要なとき

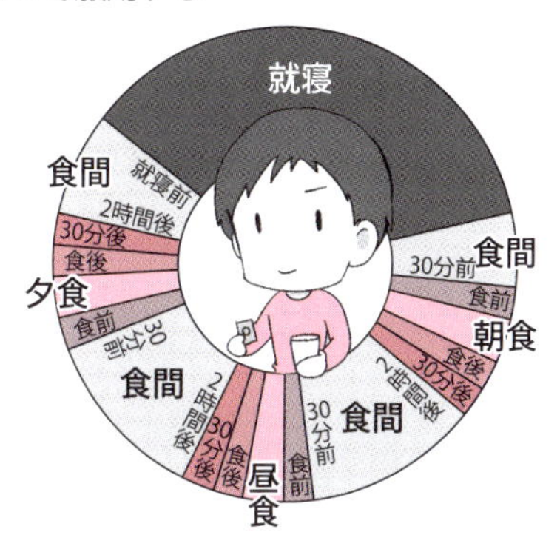

〈剤形別の飲み方・使用方法〉

煎じ薬	3-4（55p 参照）の方法の通りに煎じる 1 日分を煎じて，その日のうちに飲み切る
エキス剤	（服用方法） お湯でそのまま飲むか，少量のお湯（50~100ml）に溶かして飲む （保管方法） 直射日光を避け，湿気の少ない涼しいところで，缶やタッパーなどの密閉容器に乾燥材を入れて保管する。黒く変色して固まっている場合，カビや微生物によって含有成分が変わっている恐れがあるので服用できない
丸剤・散剤など	（服用方法） 服用回数ごとに 1 包の薬を口に含み，水または白湯で服用する（古典には酒で服用するよう指示が記載されている散剤や丸剤もある） （保管方法） 直射日光を避け，涼しい場所に保管する
軟膏	（服用方法） 1 日数回，手を清潔にし患部に薄く塗る。紫雲膏など色のついた軟膏は，衣服につくと落ちにくくなるため，上からガーゼで覆うなどして衣服につくのを避けるのがベター。冷所に保管した場合，軟膏が硬くなるため，少し指先で練って軟らかくした後，患部に塗る （保管方法） 直射日光を避け，涼しい場所に保管する

Chapter 3-6

効果発現時間

効果発現時間は病気の内容によって変わる

漢方薬は，効果があらわれるまでには長期間服用しなければならない，というイメージをもたれがちですが，一般的には，病気の進行度と漢方診療の治療原則によって漢方薬の効果発現時間は異なります。

急性の病気，いわゆるかぜ症状のようなものは数時間から1日で効果が実感できることがあります。たとえば，こむら返りのような筋肉の引き攣れ症状の場合，一服で効果があらわれる場合もあります。しかし，病気が慢性化した場合は長く服用する必要があり，数ヶ月から数年にわたるなど，ケースにより様々です。つまり，病気になってからすぐに治す場合は効果も早く，逆に慢性的な病気の場合は，ゆっくり治していく必要があります。

漢方診療の治療原則とは

漢方診療の治療原則として，**標治**と**本治**というものがあります。

前者は対症療法的なもので，患者が苦しんでいる症状の表面的な緩和・治癒を目的とした治療で，痛みや痒みをとるなどがそれにあたります。ただし標治は，一時的に痒みや痛みをとることはできますが，根本的な解決には至りません。

一方，後者は根本治療，いわゆる体質改善により病気の再発予防や病気を起こしにくい体質にする，病気に対する免疫力をつけるなど，いわゆる病気の根っこの部分から治療するという意味で，体質改善治療のことを指します。

漢方医学では，本治のほうを重要視していますが，実際には，本治と標治を組み合わせて治療していく場合が多いです。それは，表面的にあらわれる症状と，根本的に治す必要がある症状は，必ずしも無関係ではなく，本治をしていくことで，そこから発生した様々な症状の標治にもつながるケースがほとんどだからです。

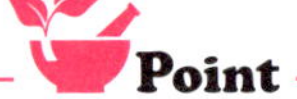

漢方治療の順序

先表後裏……先に悪寒・発汗などの表証を治療した後に，裏証を治療する

先急後緩……先に急性の病を治療した後に，慢性的な病を治療する

先虚後実……先に胃腸虚弱などの虚証の部分を治療してから，瘀血などの実証の部分を治療する

- 基本的には随証治療（「証」に従って治療する）が大原則ですが，病の変化に応じて治療の順序を判断することがあります

File 26 漢方薬の効果発現時間

〈症状と効果発現時間〉

急性

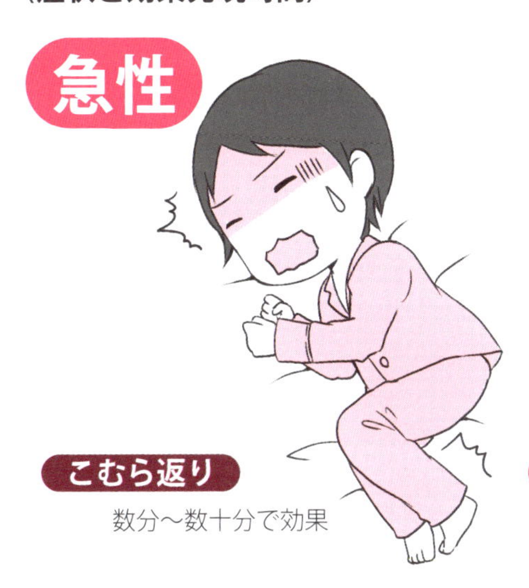

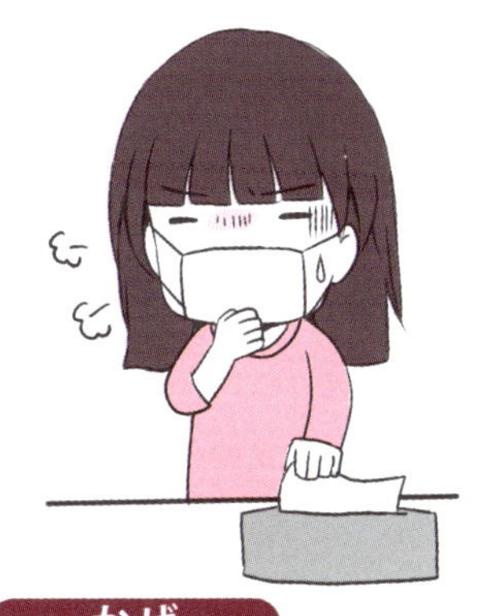

こむら返り

数分～数十分で効果

かぜ

数時間～1 日で効果

慢性

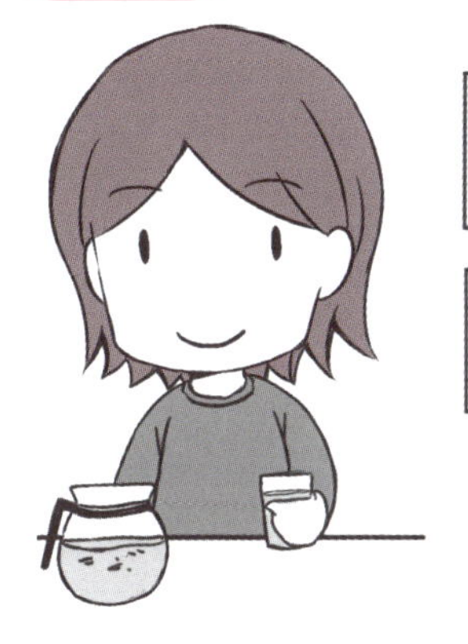

11
1 2 3 4 5 6 7
8 9 10 11 12 13 14
15 16 17 18 19 20 21
22 23 24 25 26 27 28
29 30 31

12
1 2 3 4
5 6 7 8 9 10 11
12 13 14 15 16 17 18
19 20 21 22 23 24 25
26 27 28 29 30

たとえば

高血圧

数週間～数ヶ月で効果

冷え症

数週間～数ヶ月で効果

初めて漢方薬を服用するときは，2 週間を目安に服用して，効果と副作用の有無をチェックすることが大事！

Chapter 3-7

安全性

漢方薬にも副作用はある

漢方薬は天然の薬剤ということから，西洋薬より比較的身体にマイルドに作用し，安全であると思われがちですが，漢方薬も薬剤である以上，正しい使い方ではない場合や身体に合わない人に使用すると副作用が起こることがあります。

また，症状改善の過程で起こる好転反応のことを"**瞑眩**(めんげん)"といい，一見すると副作用ではないかと誤解するような反応があります。これは症状改善の兆しでもあり，必ずしも副作用ではない場合もあります。しかし，瞑眩の自己判断は難しいため，専門医などに相談することをお勧めします。

ほかにも，身体に合わない漢方薬の使用によって副作用が発現することもあります。漢方医学では"**誤治**(ごち)"といい，いわゆる誤った治療のことを指します。

副作用が起こった場合

このように副作用が起こった場合には，基本的には該当する漢方薬の使用中止によって症状が改善することが多いです。しかし，「これは治療の過程で起きるものなんだ」と勝手に判断し，我慢して使用を続けてしまうと，大きな病気の発現を誘発することがありますので，十分に注意が必要です。

漢方製剤には，様々な副作用情報が添付されています。

服用する前に副作用についての情報を認識しましょう。服用後の症状として，胃もたれ，下痢など消化器症状があらわれることが多くあります。しばらくすると症状は改善することが多いです。特定の生薬によって浮腫などの報告があり，アレルギー性の副作用は予知することは難しいといわれています。

安全性が確保された漢方薬のみを使用

漢方薬は中国などにもあるため，海外旅行や個人輸入で中国製の漢方薬を入手できますが，過去にそれらを使用したことによって健康被害を起こした事例もあります。中国では日本で認可されていない生薬原料がたくさんありますので，むやみに使用することはお勧めしません。

中国では生薬のことを一般的には「中薬」と呼びます。日本では使用されていない生薬や，天然の成分だけでなく，合成薬の成分が含まれていて問題になったこともあるので，お土産で中薬を買うときには注意が必要です。

漢 方

File 27 漢方薬の安全性

〈漢方薬を安全に服用するために〉

①事前に副作用に対する情報を得ることが大事

専門医に話をきく

自分でも
調べてみる

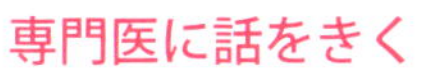

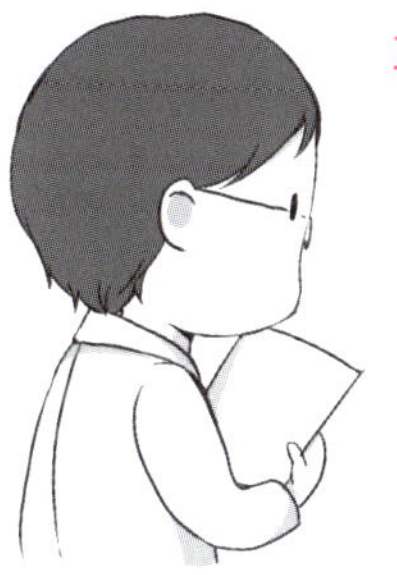

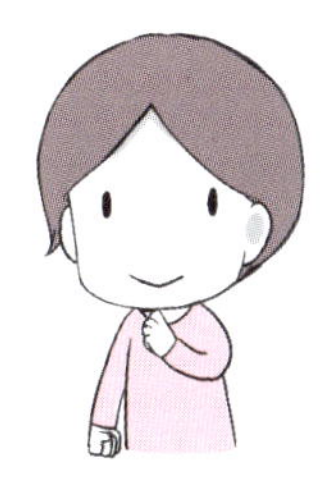

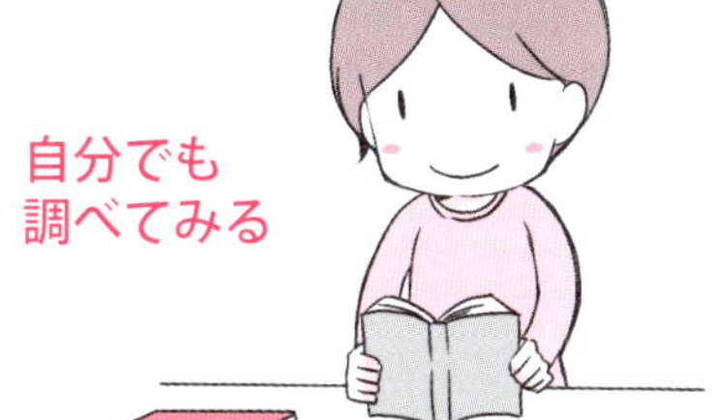

②漢方薬を服用する

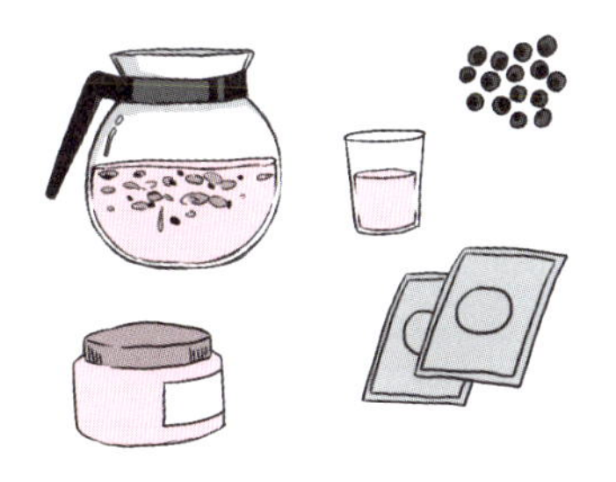

③胃もたれ，下痢，だるさ，浮腫，アレルギーなど　が出たら，すぐに服用をやめる

④医者または薬剤師に相談する

自分で判断す
るのは絶対に
やめましょう

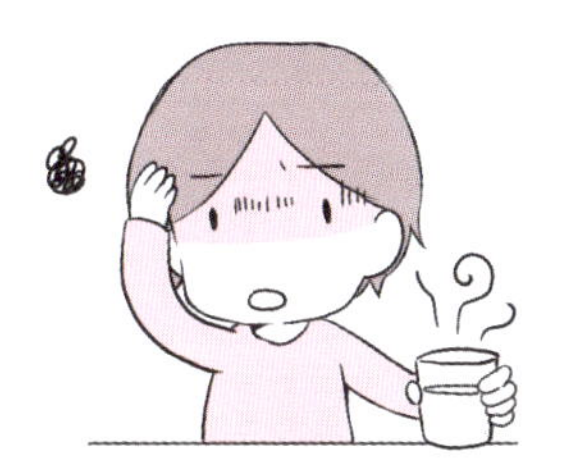

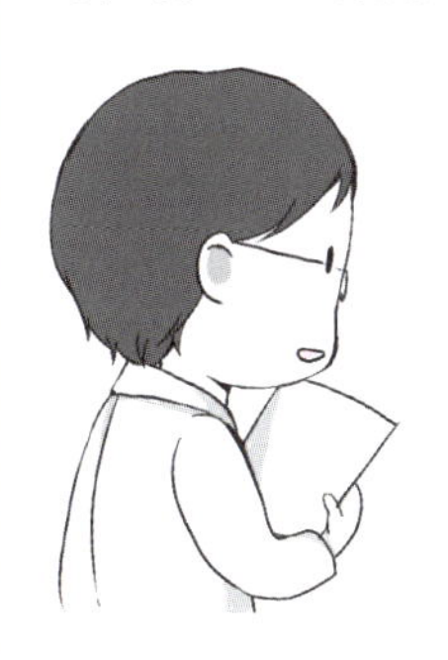

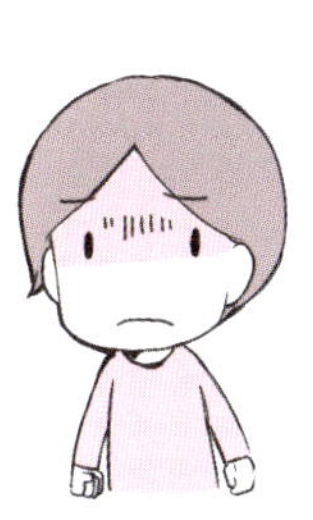

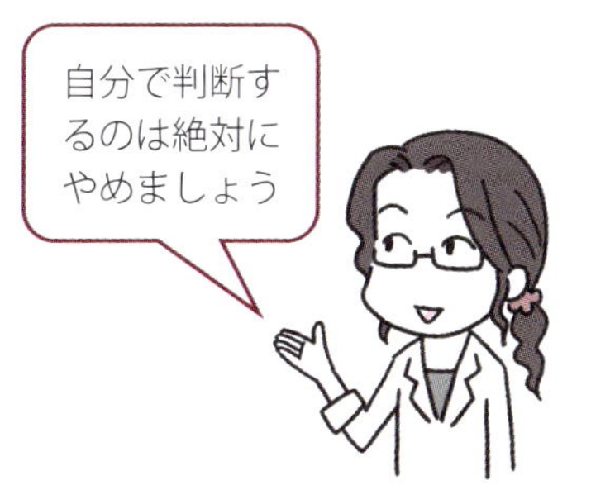

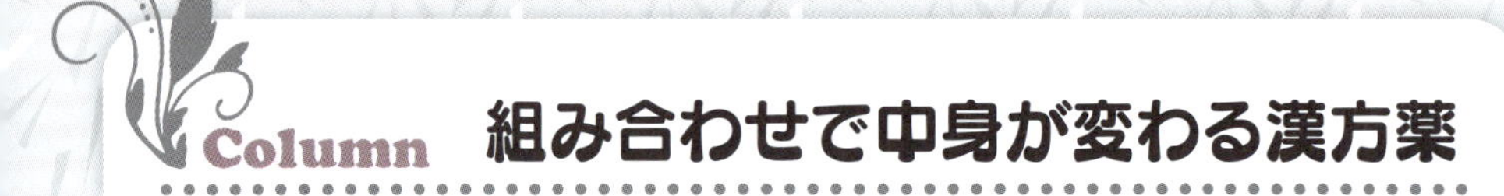

Column 組み合わせで中身が変わる漢方薬

漢方薬はいろいろな生薬を組み合わせて作られますが，その構成生薬がほとんど同じなのに全然違う漢方薬，違う効果をもたらしたりしています。これはたとえば同じ小麦粉からパンケーキができたりお好み焼きができるのに似ています。ほかにも，同じ食材を使っていても味付けが変わるだけで，たとえばカレーがシチューになったり，肉じゃがになったりします。このように，生薬は同じでも，分量の違いで違う漢方薬になったり，違う効能になりますので，漢方薬を飲むときには，その構成生薬をチェックしたり，どの生薬がどのくらい含まれているかをきちんとチェックしてみてください。

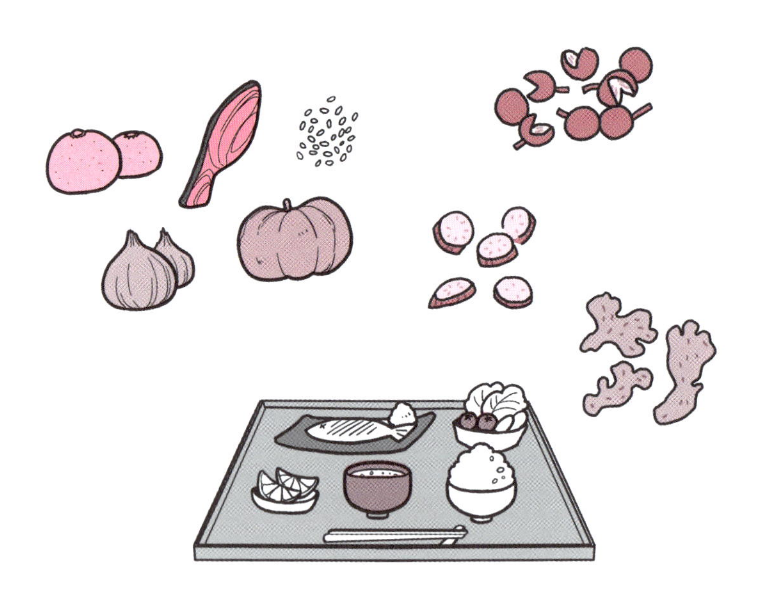

第4章

生薬

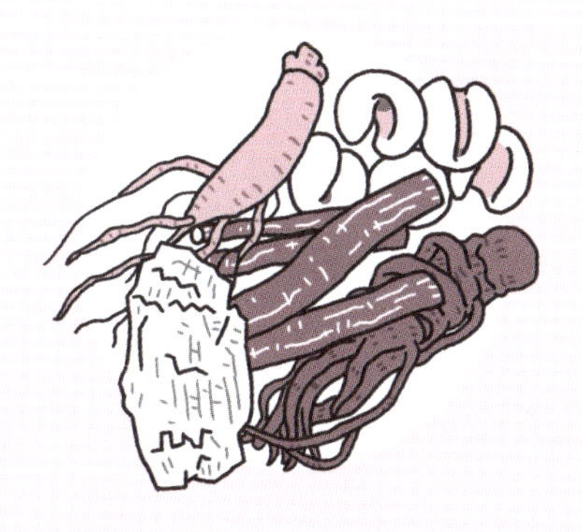

Chapter 4-1 生薬とは

生薬とは

生薬とは，天然に産出する植物，動物，鉱物の全体または一部を採取し，薬用を目的として，乾燥あるいは簡単な処理を行い，必要に応じて使用できるように調整したものになります。

たとえば，高麗人参や御種人参と呼ばれるものは，人参と名前がついていますが，野菜の人参とはまったく違う植物のことで，薬用になる植物，根を薬用として使用します。ほかにも，桃の種を「桃仁」，温州ミカンの皮を「陳皮」，香辛料などにも入るフェンネルとはウイキョウの種で「茴香」，ショウガは乾燥させたものを「生姜」と呼び，すべて薬用になります。

ただし，一部には植物以外の生薬もあります。スッポンの背甲は「土別甲」といいますし，鉱物性の「石膏」はカルシウムを豊富に含む薬剤として使います。

このような生薬は，日本で約300種類ほど流通していますが，中国にはなんと約9000種類もあるといわれています。

生薬の使用部位

生薬として使うことのできる植物の部位は，大きく地上部と地下部に分類されます。

地上部は全草，葉・茎，葉，茎，花，蕾・花穂，果実，果皮，種子，仮種皮，樹皮，芯材，鉤棘などに分けられています。地下部は根，根茎，根・根茎，根皮，塊茎，塊根，鱗茎，鱗片，菌核に区別することができます。なかでもよく使用される生薬には，果実類，種子類，根類，根茎類などの部位が多く用いられます。

使用部位が異なると，同じ植物でも，生薬名・効能が異なる場合があります。

同じ植物でも異なる生薬になる例

例）植物名…………生薬名（使用部位）
シソ……………紫蘇葉（葉）と紫蘇子（種子）
クコ……………枸杞子（果実）と地骨皮（根皮）
スイカズラ……忍冬（葉・茎）と金銀花（蕾）

File 28 生薬の形状

〈生薬の形状による分類〉

全形生薬	薬用となる部分を乾燥，簡単な加工をしたもの
切断生薬	全形生薬を小さく切断，粗切りなど加工したもの
粉末生薬	全形または切断生薬を粉末状にしたもの

〈薬用部位〉

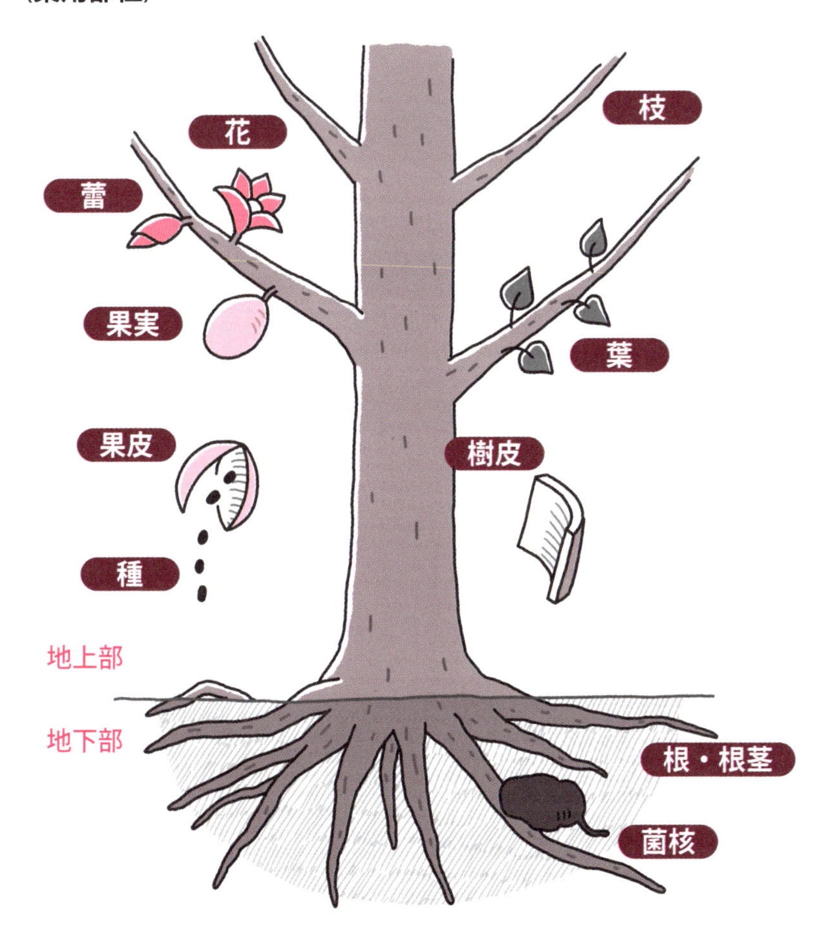

Chapter 4-2 生薬の発見

生薬の歴史

人類が道具をもち，火を使う時代になると，人々は知恵を巡らせ，生きる術を模索するようになりました。この時代の医学は巫が神事として悪運・災難と共に病気を祓うという呪術的色彩が強いものでしたが，その中で経験的に，病を治す術を身につけてきました。

時代を経て，人々の病を治すためのものが生まれ……それは「薬」と呼ばれるようになりました。中国後漢代（西暦100年頃）の部首別漢字字典である『説文解字（せつもんかいじ）』には，「薬，治病草，从艸，楽声」とあり，”病を治する草“という意味で「薬」を説明しています。また，同時代につくられた，中国最古の国家図書目録とされる『漢書（かんじょ）』には，”紀元前1世紀に「本草待詔」という職称や，本草の専門書があったと推知される”とあります。つまり，今から2000年も前から薬になる草やその知識についてまとめられていたことがわかります。

最古の本草書，『神農本草経』

中国では，後漢時代（1～2世紀頃）に成立したとされる薬物専門書『神農本草経（しんのうほんぞうきょう）』が，最古の本草書になります。この本の成立以前にも，医学に関する記事を載せた書や52種の病気に対する処方が収載された書『五十二病方』などがありますが，東洋における薬の専門書はこの『神農本草経』から始まったといえるでしょう。

「薬と食に用いられる素材は同じ天然物」という中国の思想にあるように，人類は古くから天然資源を食や薬の原料としてきました。これは後に“医食同源”や“薬食同源”と呼ばれるようになります。人類は疾病から身を守り長寿を得るために，必要となった薬の情報を『神農本草経』にまとめていったのです。

その本文には「薬には，……（中略）……そして有毒無毒がある。」と記載があり，薬には毒を有するものがあることを認識していました。また「黍や粟粒ほどの量から始め，病が去れば服用を中止し，去らなければ2倍に増量し，様子を見ながら10倍程度まで用いる」と記載があり，薬に対して服用方法や用量についての詳細な指示が定められています。

天然物から経験的に得られた薬剤の情報と，薬としての用法用量等の情報を整理し，文字情報として残された薬物書が本草書なのです。

File 29 本草学の歴史

〈薬について書かれた書物〉

『説文解字』「薬」に関する記述

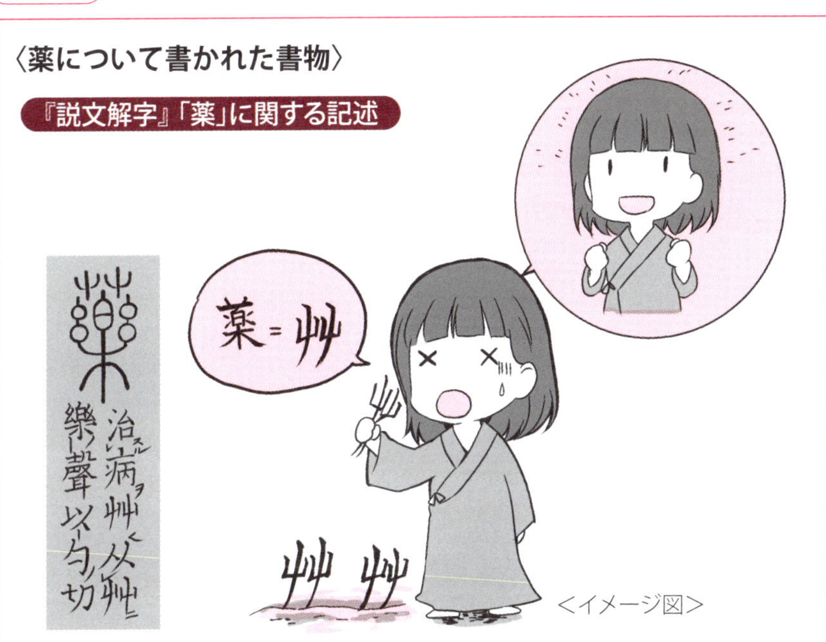

＜イメージ図＞

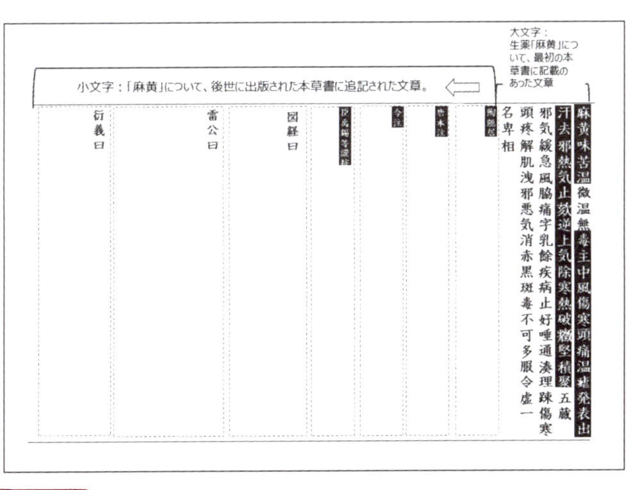

大文字：生薬「麻黄」について、最初の本草書に記載のあった文章

小文字：「麻黄」について、後世に出版された本草書に追記された文章。

麻黄味苦温微温無毒主中風傷寒頭痛温瘧発表出
汗去邪熱気止欬逆上気除寒熱破癥堅積聚五蔵
邪気緩急風脇痛字乳餘疾病止好唾通湊理疎傷寒
頭疼解肌洩邪悪気消赤黒斑毒不可多服令虚一
名卑相
陶隠居
唐本注
今注
臣禹錫等謹按
図経曰
雷公曰
衍義曰

『神農本草経』「麻黄」についての記述。生薬名に続き，別名，属性，産する地，薬能が記載されている

本草書

本草書の体裁は，基本的にあとから追記するスタイルであるため，古い時代にあった本草書の内容が読みとれるようになっている

Chapter 4-3

三品分類

効能によって3つに分けられる

『神農本草経』序録には，以下のように記述されています。

上品（薬）「上薬は120種，君と為す。命を養うを主どり，以て天に応ず。無毒である。多くを服し，久しく服すも，人を傷わず。身を軽くし，気を益し，老いず，年を延べんと欲する者，上経に本づく。」
中品（薬）「中薬は120種，臣と為す。性を養うを主どり，以て人に応ず。無毒・有毒其の宜しきを斟酌す。病を遏め，虚羸を補わんと欲する者，中経に本づく。」
下品（薬）「下薬は125種，佐使と為す。病を治するを主どり，以て地に応ず。毒多し。久しく服すべからず。寒熱・邪気を除き，積聚を破って，疾を愈やさんと欲する者，下経に本づく。」

上品はいわゆる養命薬であり，生命を養う目的で無毒なものです。**中品**は養生薬であり，体力を養う目的の薬で，使い方しだいで無毒にも有毒にもなります。そして**下品**は治療薬であり，病気の治療薬となりますが，有毒で，長く服用してはいけないと解釈されています。

予防的・健康維持的なものが上ランク（上品）に，病気の治療薬が下ランク（下品）に置かれています。予防的なものが上ランクにあるのは，中国の養生しそうに基づくものと考えられます。

このように，『神農本草経』では1年の日数に合わせた365種の薬物が記述され，動・植・鉱物由来の薬物が人体に及ぼす効能によって，上品，中品，下品の3段階のランクに分類されたため，“**三品分類**”といわれています。

『神農本草経』と同時代に著された，西洋本草史上最も重要な薬物専門書です。ディオスコリデスの『ギリシャ本草』（西暦70年頃）に収載された薬物は，自然形態的な観点から分類されていたのに対し，『神農本草経』は人体に及ぼす作用を指標とした一種の薬理学的分類になります。東西同時期に生まれた薬物学書として，大変興味深い史実となっています。

神農本草経にみられる代表的な生薬

上品…甘草　枸杞子　桂皮　柴胡　細辛　酸棗仁　地黄　車前子　大棗　沢瀉　人参　麦門冬　茯苓　薏苡仁
中品…黄耆　黄芩　黄柏　葛根　荊芥　厚朴　呉茱萸　山梔子　芍薬　川芎　当帰　麻黄
下品…烏頭　桔梗　夏枯草　山椒　大黄　半夏　附子

File 30 三品分類による生薬と配合処方

〈三品分類に基づく漢方薬に配合される代表的な生薬〉

上品

甘草（かんぞう）

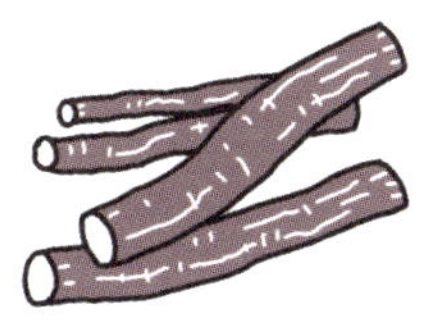

ウラルカンゾウの根
天然の甘味料
（多くの漢方薬）

御種人参（おたねにんじん）

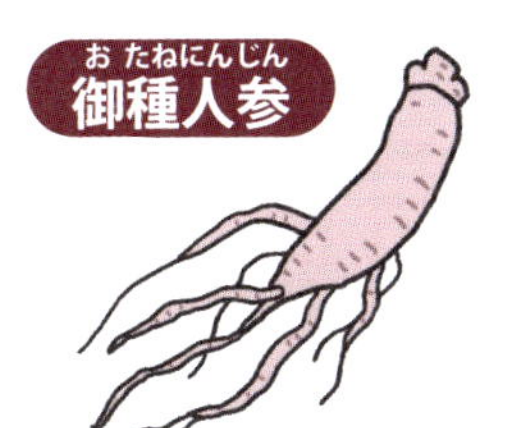

オタネニンジンの根
薬用人参
（人参湯など）

薏苡仁（よくいにん）

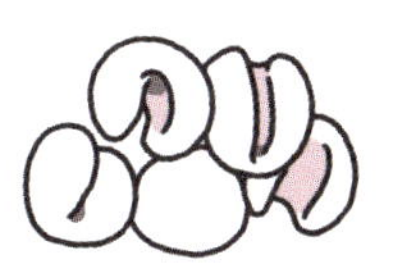

ハトムギの種
（薏苡仁湯など）

中品

石膏（せっこう）

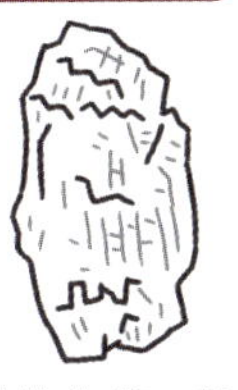

鉱物生薬，静熱薬
（麻杏甘石湯など）

当帰（とうき）

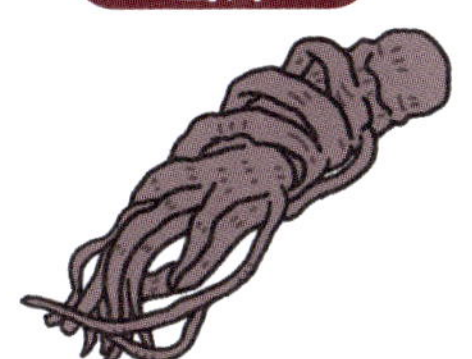

トウキの根
（当帰芍薬散など）

麻黄（まおう）

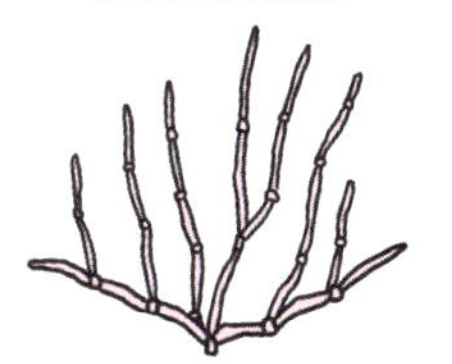

Epnedra sinica などの
地上茎（葛根湯など）

下品

附子・烏頭（ぶし・うず）

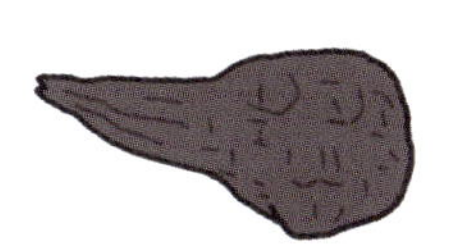

トリカブトの塊根，劇薬
（八味地黄丸など）

半夏（はんげ）

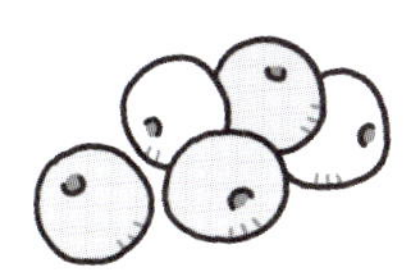

カラスビシャクの塊根
（半夏厚朴湯など）

大黄（だいおう）

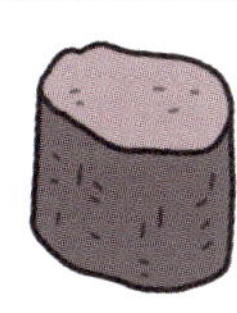

瀉下薬
（桃核承気湯など）

Chapter 4-4

性味

生薬の味と効能

『神農本草経』序録には,「薬には酸鹹甘苦辛の五味がある。また寒熱温涼の四気(性)がある。そして有毒無毒がある」と書かれていて,それらが薬性の基準とされています。

“**五味**”は薬物の本質を表し,“**四気**”は病態への作用,“毒”は生体への作用として捉えられています。春秋・戦国時代の中国医学理論書である『黄帝内経』によれば,“五行説とは,すべての事象を木・火・土・金・水の5つの要素に分類し認識しようとする考えであり,人体の機能・部位なども逐一五行に配当され,それぞれの臓腑と特異的な親和性をもつ”としています(40p参照)。これらのバランスがとれた状態が,健康とされるのです。

“五味”とは,「**辛味・苦味・甘味・鹹(塩)味・酸味**」の5つの味を分類したもので,それぞれ人体の五臓(肝・心・脾・肺・腎)に当てはめ,各臓器の精気(エネルギー)は,五味により供給されることになります。たとえば,“脾”が衰弱したときは“甘”味を好む,などです。

“四気”とは,「**寒・熱・温・涼**」の4つの薬性のことです。四季の変化は,寒い,暑(熱)いという感覚で表されます。そのため,寒・熱は最も人間の感覚に直結した日常的なものといえます。そして,病気もまた寒熱という観点から捉えようとする考えがあり,寒いときに身体を温め,暑(熱)いときには冷やすという治療方法は医療の原点となります。

そのため,『神農本草経』では,寒を治療するには熱薬,熱を治療するには寒薬を用いることを原則とする“四気”が定められています。ただし,寒熱に属さない“平”を加え,“五気”とする場合があります。

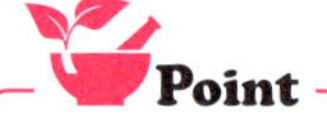

◉漢方薬には体を温めるイメージがありますが,清熱薬に分類される漢方薬は身体を冷ます働きがあります

例　黄連解毒湯……身体に熱をもっていることで起きるのぼせ,鼻血,イライラ,皮膚の痒みなど,炎症と充血を伴った病気を治療します

白虎加人参湯……身体のもつ熱によって起きる喉の渇きとほてりを目標に使用します

File 31 五味と四気

〈五味と五臓の関係性〉

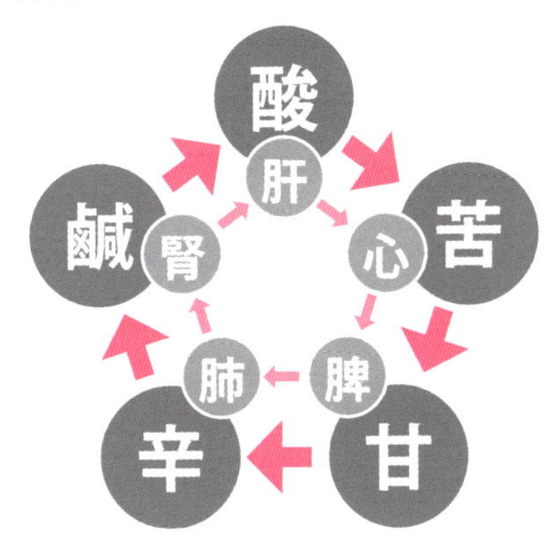

〈五味の作用と該当する主な生薬〉

五味	作用	該当生薬
酸味	収斂，収縮，固渋作用	五味子，山茱萸，烏梅など
苦味	清熱，瀉下，鎮静作用	黄連，黄柏，大黄など
甘味	滋補，和中，緩急作用	人参，黄耆，甘草など
辛味	発散，解表，健胃作用	荊芥，桂皮，蘇葉など
鹹味	軟堅，散結，瀉下作用	牡蛎，芒硝など

〈四（五）気の作用と該当する主な生薬〉

四気	作用	該当生薬
熱薬	身体を温め，新陳代謝を促進	附子，乾姜，桂皮
温薬	熱薬の作用よりも少し弱い	人参，黄耆，当帰
平薬	薬性が寒熱に属さない	芍薬，猪苓，茯苓
涼薬	寒薬の作用よりも少し弱い	牡丹皮，連翹
寒薬	沈降，鎮静，消炎作用	黄連，石膏，大黄

Chapter 4-5 生産と流通

生産

生薬の生産方法は，栽培による方法と自生した薬用植物を採取する方法の2通りがあります。

前者は，各生薬にある一定の栽培規格を設け，同じ品質に仕上がるように栽培したもので，天候などに大きな変化がなければ，安定した品質の生薬を必要量確保することができます。後者は，人の手が入っていない山や林に自生している薬用植物を採取することです。品質は安定せず，収穫できる量も毎年一定していませんが，生薬によっては高い価格で取引されることもあり，良質な生薬が採れることもあります。しかし，原料生薬の生産は，どちらも手間がかかる割に高い利益を望むのは難しいとされています。

なぜなら薬用資源の生産には，栽培や加工の方法が厳しく決められていて，さらに医薬品としての適合試験をクリアしなければ，生薬として認められないからです。また，保険調剤で用いられる生薬は，国が定めた薬価で売買されるため，どんなに手塩にかけて生産したものであっても，生産コストに見合うだけの報酬が望めないのが現状です。

流通

現在の日本では，生薬の多くを外国からの輸入に頼っています。そのほとんどが中国からで，次いで韓国，インドネシア，タイ，インド，ベトナム，ザンジバルなどが挙げられます。

中国は全体の78.6％を占め，国内自給率は10.2％となりました（図）。国内での生薬生産減少の理由としては，農業労働者の高齢化が挙げられます。また，薬用植物は栽培や加工などが難しいため，農業労働者から敬遠される傾向にあります。栽培できたとしても，天候不良などによる減産や流行病などで使用量の増加により十分に供給できないこともあります。

また生薬はその多くを長年に渡って野生種の動植物の採集に頼ってきたため，近年資源の枯渇が大きな問題となってきました。世界183ヶ国（2018年6月末の時点）が締結している「絶滅のおそれのある野生動植物の種の国際取引に関する条約」，通称「ワシントン条約」に規定された原料生薬は輸出入が困難となり，使用できなくなったものもあります。

生薬資源が減っている中で，安定した供給や品質を確保するためには，生薬の栽培化は必要不可欠です。野生種に依存した生薬を安定して供給するため，栽培化技術の確立が急務となっています。

File 32 流通と生産国

〈原料生薬の流通過程〉

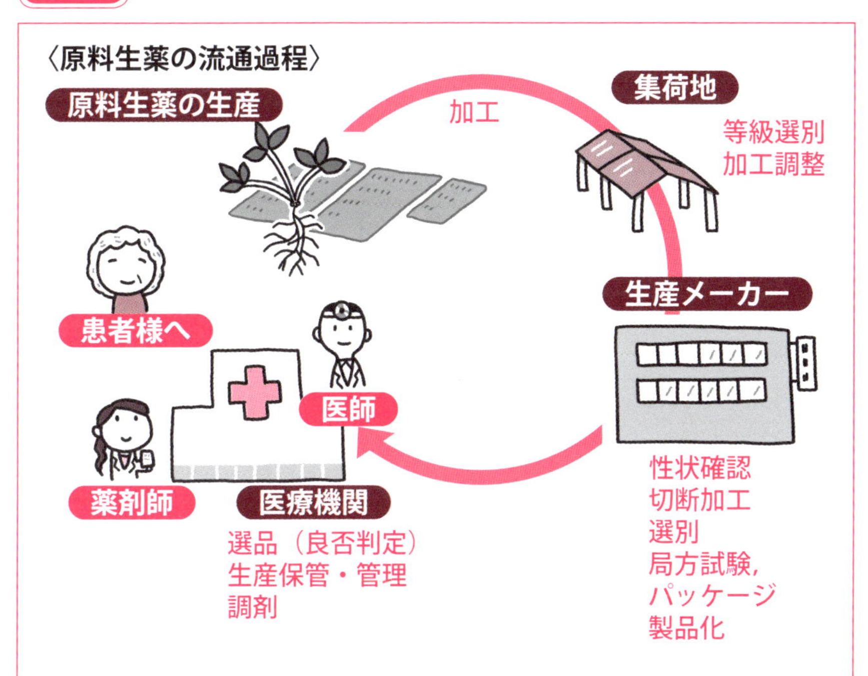

〈医療品原料として使用された生薬の使用量と供給国〉

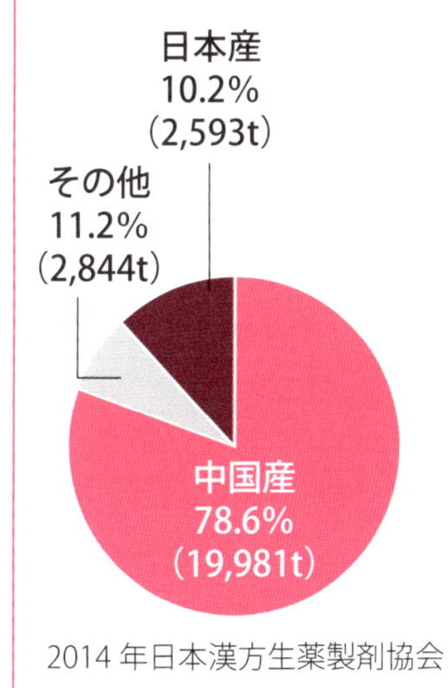

2014年日本漢方生薬製剤協会

（単位：kg）

	生薬名	生産国		
		日本	中国	その他
1	センナ実	0	0	2,200.031
2	甘草	0	1,564,371	1,000
3	茯苓	101	1,475,478	2,140
4	芍薬	16,867	1,447,016	0
5	桂皮	0	885,990	140,796
6	膠飴	847,216	0	0
7	当帰	184,712	655,342	0
8	大棗	0	820,453	0
9	半夏	0	812,190	0
10	蒼朮	0	810,446	0
11	人参	998	687,010	298

Chapter 4-6

産地

中国と韓国の生薬市場

中国では食糧市場と同じように原料生薬を扱う市場があり，薬用植物の種や苗を買うお店が各地に点在しています。

この生薬専門の市場が，中国の東西南北に点在し，周辺地域でとれた生薬原料を市場に持ち寄り，販売しており，中国での生薬市場の重要拠点となっています。主に安徽省亳州中薬市，河北省安国薬市，四川省荷花池市場，広東省広州清平中药材市場の4つがそれに当たります。

また韓国では，ソウルにある京東市場（キョンドン シ ジャン）の中に，生薬原料を扱う薬令市場（ヤンニョン シ ジャン）があります。

中国や韓国では，漢方薬や生薬が日常生活に密接な関わりをもっており，生鮮食品や他の食材と同じように命を養う素材として生薬が国民にとって不可欠なものとなっています。

日本では，国が定めた厳しい基準をクリアしたものでなければ，医薬品として認められません。そのため，生薬原料が生鮮食品と同じように市場に並ぶことはないのです。

中国依存から国内生産へ

日本では原料生薬や種・苗を買うことができる店舗や市場はありません。

しかし，国内生産を増やしていこうという動きもあります。現状では中国のように薬用植物の栽培環境が整っておらず，生産・加工方法，種・苗の入手方法などを知る手段がありません。

近年，政府がこれを打開すべく，厚生労働省と農林水産省，日本漢方生薬協会※が主催して，全国8地域で，地方自治体関係者，生産者を対象に，薬用植物の国内栽培を拡大するために，生産農家と漢方薬・生薬メーカーとのマッチングを行う会議が実施されました。

農家側はどんな薬用植物が必要なのか，どんな方法で育つのかなどを医薬品メーカーに意見を求めたり，情報交換をする場としており，需要と供給に関するマッチングに期待が寄せられています。

※日本漢方生薬製剤協会：日本国内で生薬を原料とした漢方製剤・生薬製剤の製造業者（輸入販売業者を含む）と販売業者並びに生薬原料関係業者によって設立。高品質な漢方製剤，生薬製剤および生薬を継続的に安定供給し，その役割と機能を高めることによって，漢方製剤，生薬製剤および生薬の普及，定着と発展を図り，医薬品業界の発展と国民の皆様の健康に貢献することを目的としている。現在の会員会社は 66 社（2014年）。

File 33 生薬市場

〈中国四大生薬市場〉

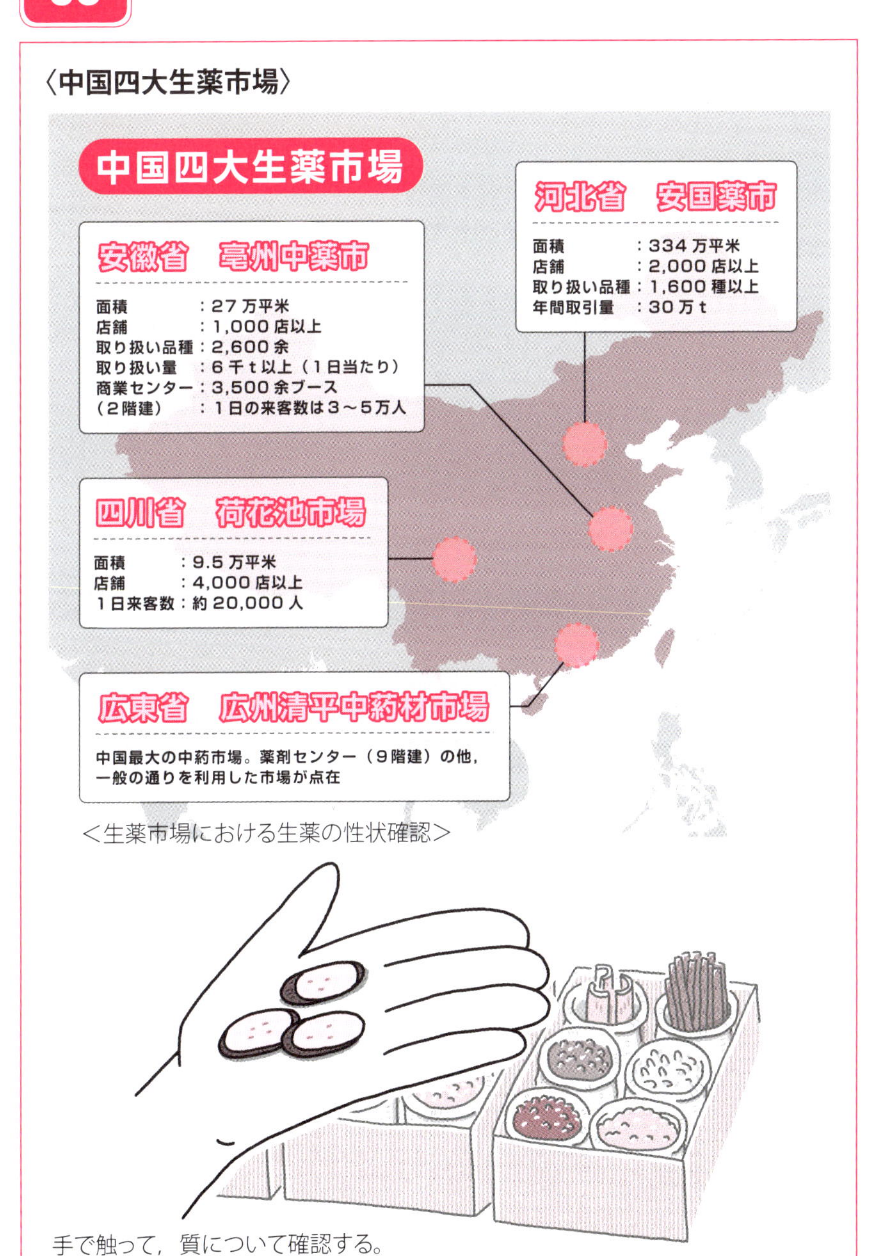

<生薬市場における生薬の性状確認>

手で触って，質について確認する。

Chapter 4-7 日本薬局方

日本薬局方

厚生労働省が発行・交付した薬物の公定書として,『**日本薬局方**』というものがあります。本書は医薬品の性状や品質の適正を図るために品質,純度などの基準を定めたものです。現在は2016年4月に発行された『第十七改正日本薬局方』が施行されています。

本書に収載されている生薬には,生薬名(医薬品の名称)に続き,基原と製法,そして性状が記載されています。生薬に対する試験は,その特性を検査する方法が規定されており,確認試験,純度試験,成分含量試験,エキス含量試験,酸不溶性灰分,精油含量,微生物限度試験などがあります。その他,各種試験によって,薬用として合格かどうかの判定がなされ,すべての基準をクリアした製品が「日本薬局方品」,つまり医薬品として認められることになります。

これとは別に,『日本薬局方』収蔵生薬以外で,ある一定の規格を統一する必要がある生薬を集めた『日本薬局方外生薬規格』があります。

食薬区分で決められた生薬

日本では,生薬として用いるためには,国が発行した薬剤の公定書『日本薬局方』の規格にあったものでなければなりません。

生薬は天然資源を利用するため,食品なのか医薬品なのかを区別する境界線のことを「食薬区分」といい,「医薬品,医療機器等の品質,有効性及び安全性の確保等に関する法律」(通称,医薬品医療機器等法という)や,「食品衛生法」で定義されます。

また,その天然資源個々については,厚生労働省が定めた「医薬品の範囲に関する基準」によって判断されます。この厳格な基準が中国よりも流通している生薬の数が少ない理由のひとつにもなっています。

世界の薬局方

WHOによると,世界には55ヶ国で公定書(薬局方,薬局方外規格)が定められています。なかには数ヶ国共同で制定されたものもあり,ヨーロッパ薬局方(EP),国際薬局方(IP)が挙げられます。

西太平洋地区(日本,中国,韓国,ベトナム)の薬局方に収載されている生薬103種中,共通の基原植物に由来する生薬は56種となります。他の10種は3ヶ国のみ共通,37種は3ヶ国に共通しますが,残り1ヶ国に収載されていません。

File 34 食薬区分

医薬品(医薬品医療機器等法第2条第1項)
この法律で,「医薬品」とは,次に掲げる物をいう。 1. 日本薬局方に収められている物 2. 人又は動物の疾病の診断,治療又は予防に使用されることが目的とされている物であって,機械器具等(機械器具,歯科材料,医療用品,衛生用品並びにプログラム(電子計算機に対する指令であって,1.の結果を得ることができるように組み合わされたものをいう。以下同じ。)及びこれを記録した記録媒体をいう。以下同じ。)でないもの(医薬部外品及び再生医療等製品を除く。) 3. 人又は動物の身体の構造又は機能に影響を及ぼすことが目的とされている物であって,機械用具等でないもの(医薬部外品,化粧品及び再生医療等製品を除く。)

食品(食品衛生法第4条第1項)
この法律で食品とは,すべての飲食物をいう。 ただし,医薬品,医療機器等の品質,有効性及び安全性の確保等に関する法律(昭和35年法律第145号)に規定する医薬品,医薬部外品及び再生医療等製品は,これを含まない。

〈日本薬局方〉

ニンジン

人参

基原名・薬用部位・製法

オタネニンジン*Panax ginseng* C. A. Meyer(ウコギ科)の細根を除いた根又はこれを軽く湯通ししたもの

成分含量規定

ギンセノシドRg_1 0.10%以上及びギンセノシドRb_1 0.20%以上を含む。

生薬の性状

大きさや特徴的な形、色、におい、味を規定

確認試験 似た生薬と区別するための確認など

純度試験 残留農薬などの安全性確認や異物確認

その他、各種試験内容

エキス含量試験、酸不溶性灰分
精油含量、微生物限度試験

「ニンジン」の記載例

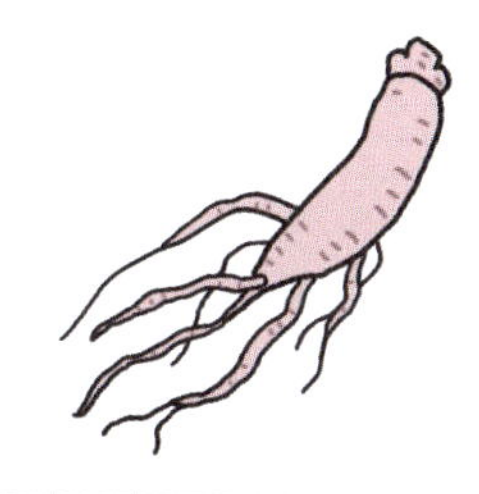

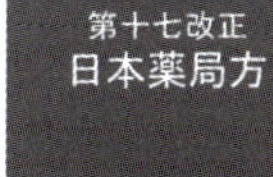

Chapter 4-8

成分と安全性

成分

生薬は多成分系薬剤といわれるように，1つの生薬の中に多数の成分が含まれています。そのためまだ知られていない未知の成分も多く含まれています。

生薬に含まれる成分には，大きくは疎水性（親油性）成分と親水性成分に分別できます。多くの漢方薬（生薬）は煎じ薬ですので，水を使って成分を抽出します。そのため，水に溶けやすい成分，いわゆる親水性の成分に有用な効果が期待できます。一方，丸剤や散剤は生薬をそのまま粉末にしたものを漢方薬として利用するため，水に溶けにくい成分，いわゆる疎水性成分も一緒にまるごと服用します。ただし，煎じ薬に含まれる親水性成分は熱水で抽出された後，熱により分解・変化する一方で，成分抽出には他の成分による影響を受けるため，同じ生薬であっても，配合される相手によって抽出量や成分が変わります。たとえば，甘草に含まれるグリチルリチン酸は甘草単独で抽出した場合に比べ，厚朴や茯苓などと一緒に煎じると抽出量が多くなり，桂皮や葛根などと一緒に煎じた場合，抽出量が少なくなる傾向にあります。

また，生薬は加工により，含まれる成分が変化することもあります。たとえば附子はトリカブトなどの塊根を薬用部位とする劇薬指定された生薬ですが，附子に含有の強毒性アルカロイドであるアコニチン量は加熱すると減少し，薬効を低下させることなく減毒されます。このように生薬に含まれる成分は，利用の仕方によって様々な形に変わります。

また，漢方薬は主に経口的に服用されるため，一般的には消化管や腸内で分解・代謝を受けて，吸収されます。そのため，漢方薬や生薬に含まれる成分が身体に効く成分とは限らない場合があります。

安全性

生薬の選品で重要なことは，良質，安定性，安全性の3つです。つまり，最も良質とされるものの中で，漢方治療の継続性を鑑み，安定的に使用できる量を確保しなければなりません。

また，薬用植物は農作物と同じであるため，生産者は優良品種の選択，土壌の改良，農薬の使用などで生産効率を向上させ，質が良く大量の生産量が見込めることを模索しつつ，さらに薬用として扱うための基準を満たすことが求められます。使用可能な農薬も定められています。そのため，安全性を確認するために農薬残留の有無を確認する検査が行われているのです。

薬用植物を原料生薬として利用するためには，トレーサビリティの確立，最終製品における残留農薬の確認などにより，安全性が担保されなければなりません。

File 35 生薬の安全性

〈生薬の品質〉

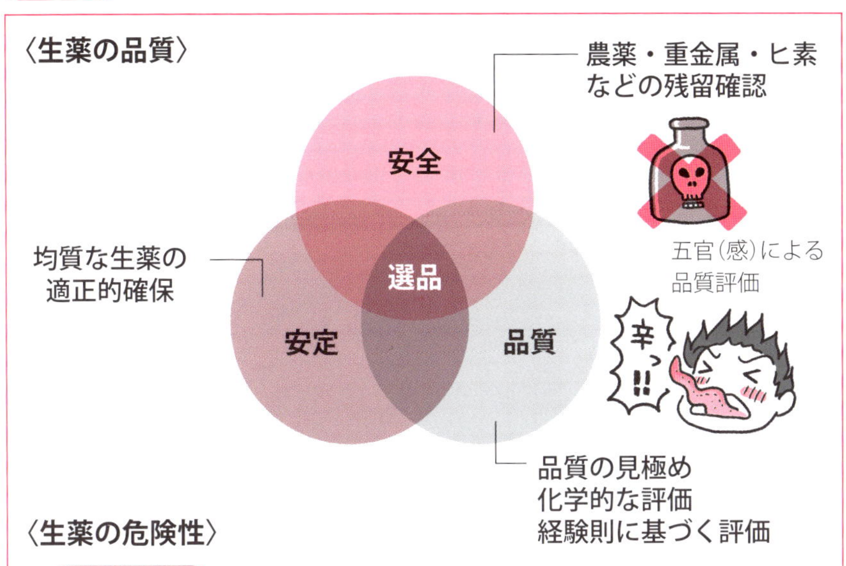

〈生薬の危険性〉

危険要素

・残留農薬
『日本薬局方』では，有機塩素系農薬（総BHC, 総 DDT）の残留確認の規定がある
・重金属（Pb Bi Cu Cd Sb Sn Hg などの有害性金属）
・ヒ素
……内臓器官への影響や知覚障害，言語障害，先天性疾患などの障害を引き起こす
いずれも土壌に含まれる可能性がある
健康被害防止の観点から，主に地下部を薬用とする生薬に残留確認の規定がある
・微生物汚染
・アリストロキア酸 I
……ウマノスズクサ科の植物に含有する成分で，腎障害を引き起こす可能性や発癌性の報告もある

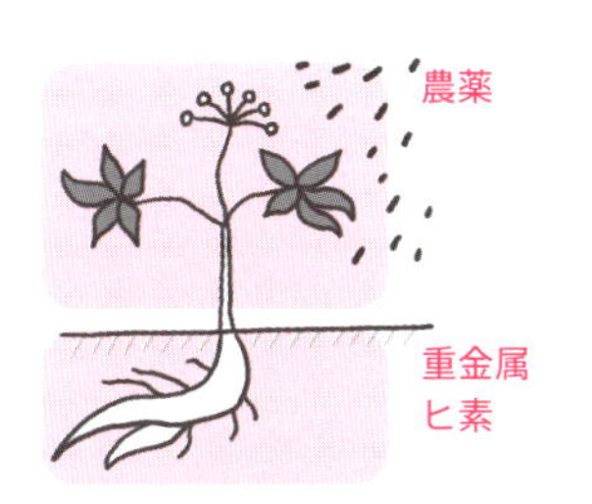

（例）細辛（サイシン）
×（アリストロキア酸 I を含む）

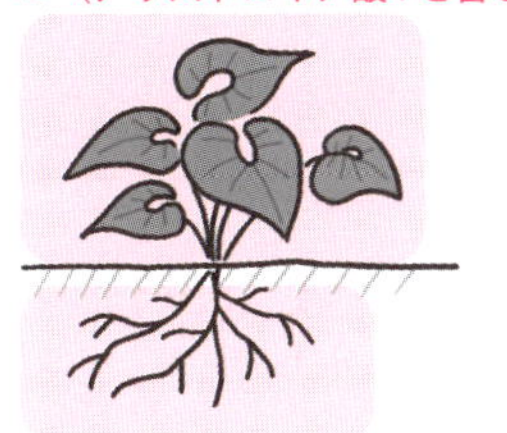

○（薬用部位）

Chapter 4-9

生薬名の由来①

生薬名の特徴

生薬名は，基本的に生薬の性状や薬能，薬用部位，産地，伝説，加工方法などによって命名されています。そのため漢字のもつ意味が理解できれば，その生薬の特徴もわかるかもしれません。

色や形に由来

生薬名には，その性状に特徴があることからつけられる場合があります。

たとえば特徴的な「色」をもつ生薬には，名前にその色がつけられています。「形」も同じ考えで，たとえば，カラスの頭の形に似ていることから“烏頭（うず）”という生薬や，海にいる馬のようだから“海馬”，牛の膝のようなこぶがあることから“牛膝（ごしつ）”という名前がついている生薬もあります。

味に由来

“竜胆（りんどう）”という生薬の，竜は伝説上の動物をあらわしています。また中国には苦いことで有名な熊胆（ゆうたん）という生薬がありますが，竜は熊よりも強いという考えから，竜胆は熊胆より強い苦みがあるということで名づけられたとされています。

また，それぞれがもつ「味」にはその成分と効果が分かっています。甘草に含まれる甘味成分グリチルリチンは，ショ糖の 150 倍もの甘さに相当します。この成分には抗腫瘍，抗炎症，抗アレルギーなどの作用があります。黄連・黄柏に含まれる苦味成分ベルベリンは，血圧降下，抗菌，抗炎症などの作用があります。

苦参に含まれる苦味成分マトリンは，中枢抑制，抗原虫作用，末梢血管収縮，摘出腸管および子宮の収縮，運動神経末梢抑制などの作用があります。ほかにも山椒に含まれる辛味成分 α-サンショオールは局所麻酔，殺虫作用などをもっています。生姜に含まれる辛味成分 6-ジンゲロールは，解熱，鎮咳，鎮痛，消化器系に働くなど様々な作用があります。

加工方法に由来

炙甘草は，マメ科ウラルカンゾウの根およびストロンである甘草を，「炙」いわゆる，炙ったものであることに由来しています。熟地黄は，ゴマノハグサ科アカヤジオウなどの根である地黄を，「熟」つまり，蒸して乾燥させたことに由来しています。

漢方

File 36

生薬の由来 ①

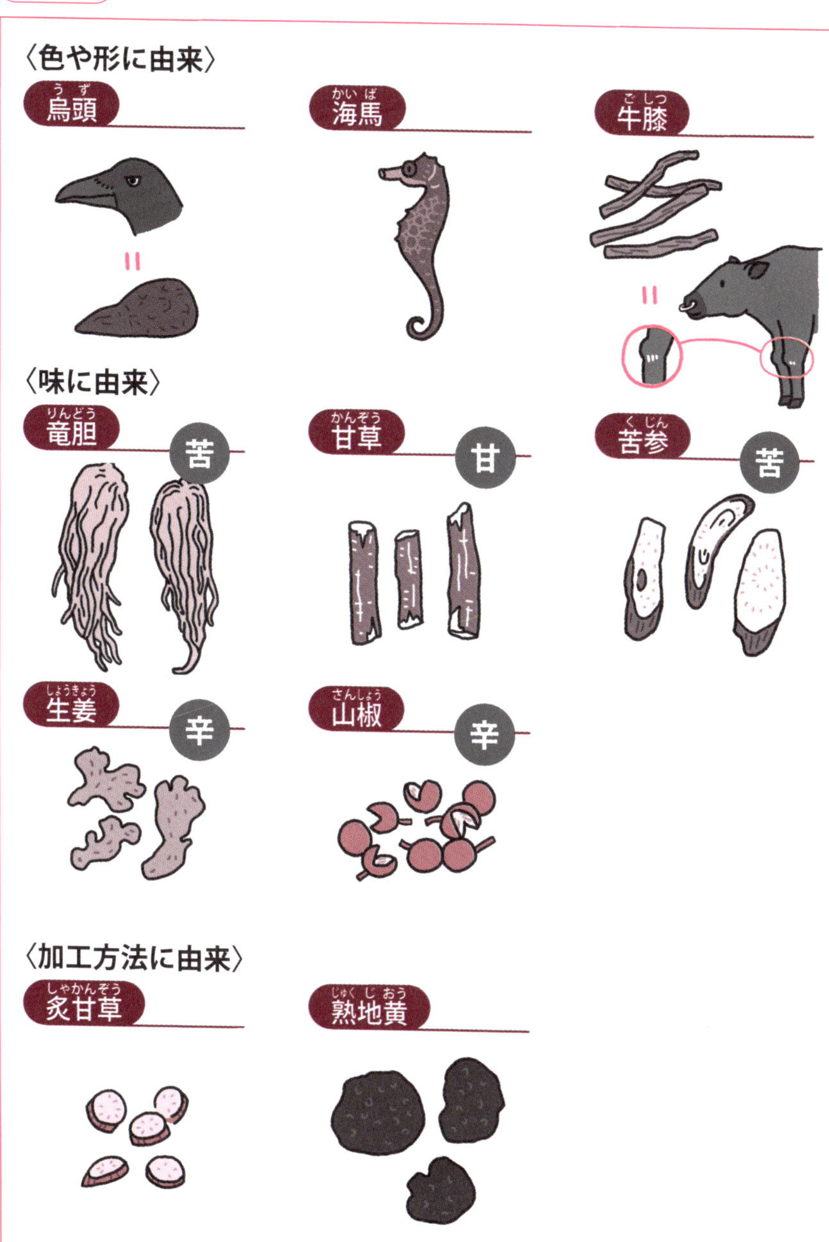

Chapter 4-10 生薬名の由来②

部位に由来

薬用部位に由来する生薬には，その部位が含まれています。たとえば，“○○根”は根，“○○子”は果実，“○○仁”は種子，“○○葉”は葉っぱ，“○○皮”は樹皮や根皮，果皮のように皮を薬用部位とすることに由来しています。

薬能に由来

益母草（やくもそう）（メハジキの全草）は，血を巡らせて痒みを取る作用があります。この益母草は月経不順や産後の体調改善などによく用いられ，女性のための薬「母の益になる薬草」というところに由来しています。

防風は，風邪による感冒や，痒み，筋肉痛，頭痛などを防ぎ，止める作用があることに由来しています。続断（ぞくだん）（トウナベナの根）は，筋肉を強くし骨折に使用しますので，“絶（断）たれたものを繋（続）ぐ”という意味があります。

季節・産地に由来

夏枯草は，夏至を過ぎると枯れたように見えることに由来します。清熱解毒作用があり，その名の如くにきびや吹き出物を枯らす働きがあります。忍冬は，寒い冬にもその葉を枯らさずに，じっと春を待つ植物であることに由来します。金銀花は花を薬用部位とする，忍冬と同じ植物ですが，春になると，白い花が咲き，2，3日経つと黄色に変化していき，金と銀のように白色と黄色の花々が入り交じるように見えることに由来します。

阿膠（あきょう）は，山東省東阿県が原産地であることに由来します。川芎は，元々は“芎藭（きゅうきゅう）”と呼ばれていましたが，その中でも特に四川省産の品質が良いことから，四川省の芎藭，“川芎”と名付けられました。

伝説に由来

「西川（地名）に淫（発情）した羊あり，この藿（豆の葉）を食べて1日100偏交合す」という言い伝えから淫羊藿（いんようかく）と名付けられた生薬があります。また，当帰は妊婦，産後の悪血上衝を治して即刻効を上げ，気血混乱にはこれを服すれば直ちに安定するため，「よく気血をして各々帰する」ところから当帰の名がつけられています。他にも，「王が誰も治せない大病を患っていたところ，ある医者がアサガオの種を飲ませてこれを治したところから，褒美に牛を数頭与えられ，医者はその牛を牽いて村に帰った」という中国の民話があり，アサガオの種子は牛を牽いて帰るほどの効果があるということで，“牽牛子（けんごし）”という名前がつけられました。

漢方

File 37

生薬名の由来②

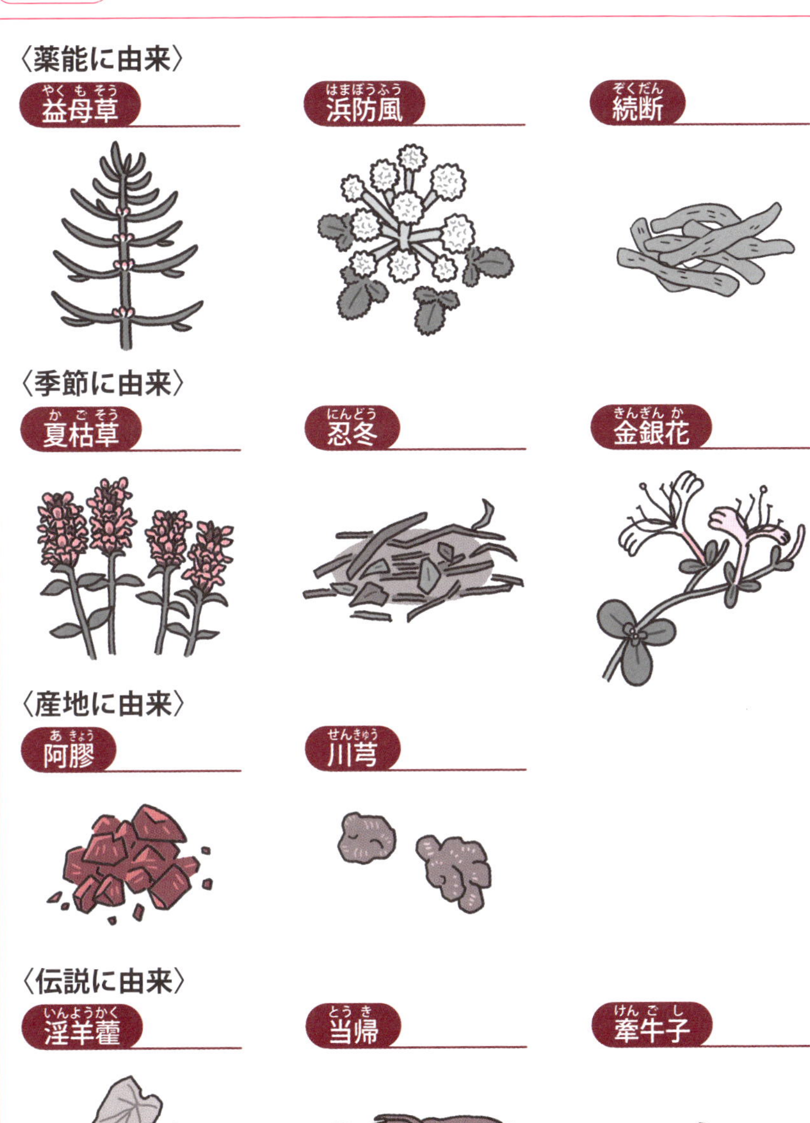

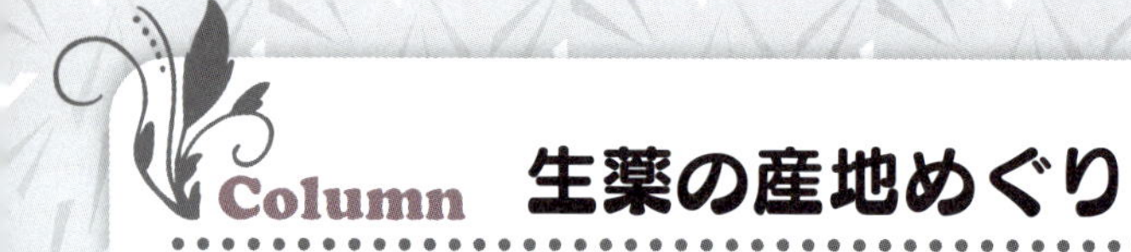

生薬の産地めぐり

■ 当帰

当帰は根茎を薬用部位とし，当帰芍薬散や補中益気湯などに含まれる漢方生薬のひとつです。日本では，大和当帰や北海当帰と呼ばれる品種を当帰として使用しています。古来より高品質とされる大和当帰は，奈良県や和歌山県で栽培されており，栽培には独特の技術を要します。

特徴的な方法には，“芽くり”“湯揉み”“稲架掛け(はざかけ)”があります。“芽くり”は苗から生える芽を摘み，花が咲かないようにして根を肥やします。“湯揉み”は収穫後の根を湯に浸け揉みます。“稲架掛け”は，揉みほぐした根を風通しのよい高い場所に干して乾かします。“湯揉み”“稲架掛け”は 11 月と 2 月に 2 回行います。“湯揉み”は力のいる作業で，昔は人の手で 1 つひとつ行っていましたが，現在では機械化され作業も効率化されました。また，一度栽培に使った土地は，しばらく使うことができないため，土地を変え栽培を行っています。

■ 山薬

山薬は八味地黄丸などに配合される生薬です。ヤマノイモの根を薬用とし，トロロとして食卓を彩るヤマイモと同じ原料になります。

栽培されたヤマノイモが，秋から冬にかけて，葉や茎が枯れたら残った根を掘り上げます。よく洗浄した後，短冊状に切り，60℃くらいの温風で乾燥させます。あまり強い熱をかけすぎると焦げたようになりますが，山薬は白い性状のものが良品とされるので，変色した山薬は廃棄されてしまいます。

■ 医薬品？　食品？

生薬原料には，医薬品に分類されるほか，効能効果が明記されていなければ食品(非医薬品)として使用できるものがあります。医薬品となると，決められた基原種，その生産や加工方法，日本薬局方規定試験などの基準が設けられており，使える用途は限られてしまいます。薬用資源は，人の健康を維持するためだけではなく，衣食住の様々なところで活用されているのです。

需要と供給のバランスを保ちつつ，生産計画を立てる必要がありますが，薬用資源の中には，種から収穫まで 5 ～ 10 年を要するものもあるため，その生産リスクを抱える覚悟が必要となります。

第5章

養生・漢方医学の知識の習得

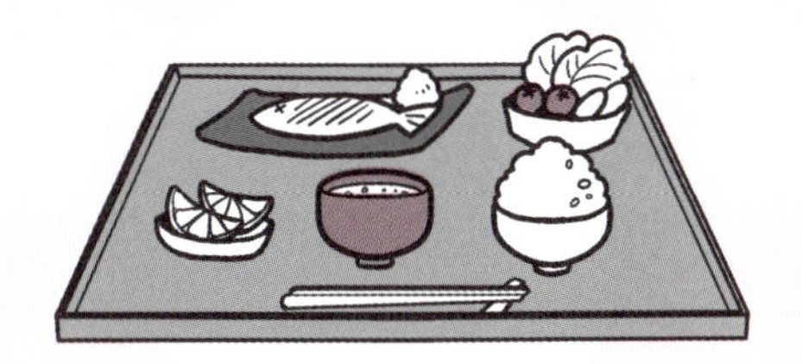

Chapter 5-1

養生

養生と予防医学

「**養生**」とは字のごとく生命を養うという意味です。現在の健康維持だけでなく，将来も健康を維持し，最期を迎えるために心や体によいことを日常生活に取り入れるという考え方です。

しかし最近では養生というと，「病気にならないように」という予防医学的な側面が強くなっています。たとえば食べ物に注意して血圧を安定させる，若返りにはポリフェノールをとる，足腰を丈夫にするための体操など，毎日マスコミで多種多様な情報が提供されています。

また「**未病**」という言葉をよく耳にします。未病とはまだ病気になっていない状態で，これから徐々に病気に変化していくことが予想されます。半健康状態と理解するとよいです。養生を実践して未病を治すという考え方，養生を実践して病気にならないようにとする考え方が浸透しています。

主な養生法

日常生活で養生の考え方は，無意識に取り入れていることもあります。昨晩は食べ過ぎたから，朝食は軽めの雑炊にしよう，冷たいものを飲み過ぎたから，お風呂に入って体を温めよう，疲れているから早く寝よう，汗をかいたから酸っぱいものを飲もう，肩こりがつらいので肩を回そう，精神を統一させたいので座禅をしよう，といった経験はありませんか。

おもな養生法としては食事，生活習慣，運動，気を整えることが挙げられます。食事では食べる量は腹八分目，生活習慣に合わせて規則正しく，バランスを考慮することが大事です。漢方医学の発祥の古代中国では食事内容を重視していました。その考え方は「**医食同源**」や「**薬食同源**」といった馴染みのある言葉になっています。**食養生**として**薬膳**を活用している人も増えています。生活習慣では，起床や就寝は規則正しく，過剰な性生活は慎むことが挙げられます。運動では自分の能力を考慮して，適度な運動はすること。気を整える方法として，気功，座禅，瞑想などです。気を巡らすことが重要です。

江戸時代の貝原益軒は『養生訓』で腹八分目の推奨や「薬舗は食補にしかず」というように食事の重要性を訴えています。

File 38 養生の考え方

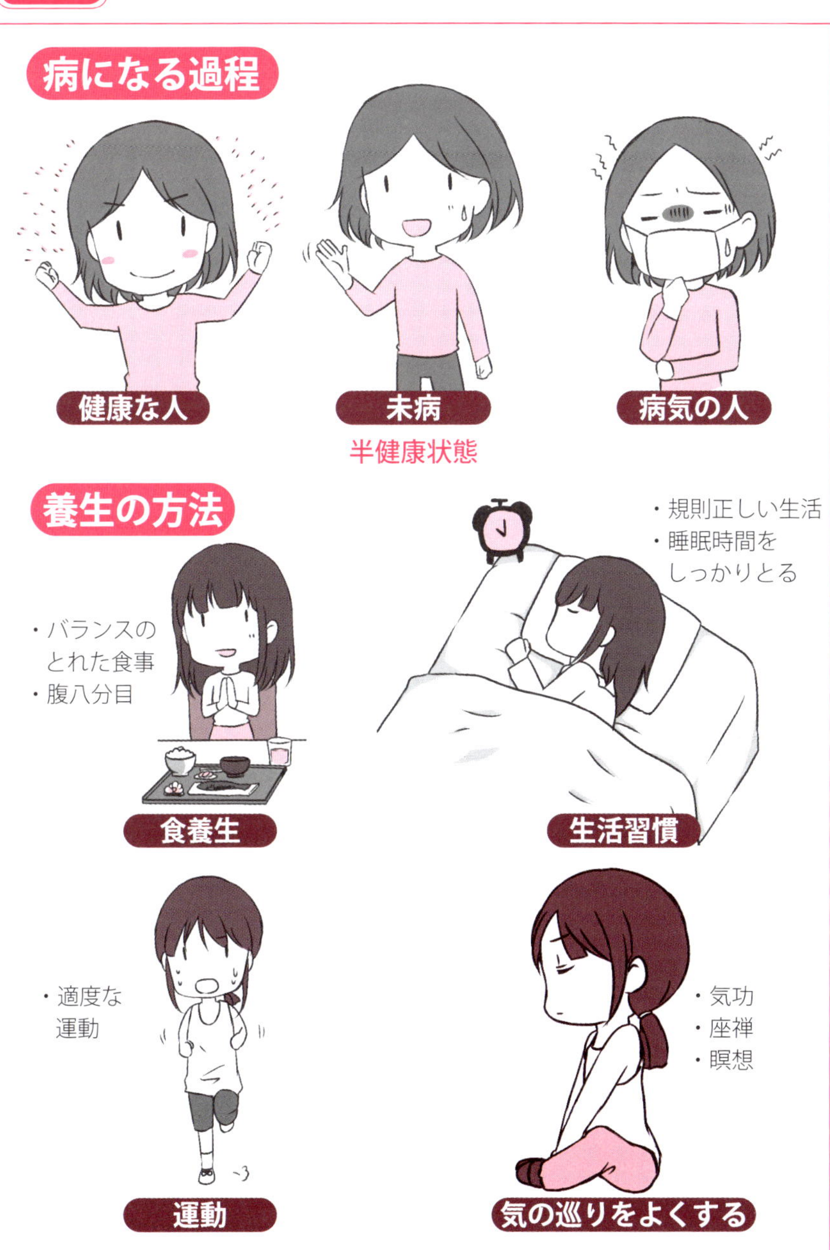

Chapter 5-2 漢方医学における食事

食事の歴史と食事による治療

原始時代の人は生ものを食していたため，不衛生な環境下で常に病気になっていたと考えられます。その後，木や石を用いて火を起こすことを知り，生食から火を通した食事に変化していきました。食べ物に火を通すことで胃腸障害が減り，食べ物の品質や栄養学にも変化をもたらしたといわれています。紀元前16～15世紀に伊尹（いいん）という人物がスープや羹（あつもの）（魚・肉・野菜を入れた汁物）の技術を発明しています。同じ頃，儀狄（ぎてき）という人物が酒を発明したとされており，当時醸造技術が存在していたことが窺えます。この時代に生薬を水から抽出したスープ（煎剤）や水で抽出できないものをアルコールで抽出するという薬酒も利用されていたことになります。

中国周代（紀元前11世紀～紀元前3世紀）の書物『周礼』には当時の医師に関するランクが記載されています。一番の上のランクの医師は食医で，食べ物に関する指導をする役目がありました。次いで疾医，瘍医，獣医となっています。当時から食べ物に注意して病気にならないように過ごすという考え方があったことがわかります。

中国漢代（紀元前206年～220年）の書物『黄帝内経・素問』に「五穀は養とし，五果は助とし，五畜は益とし，五菜は充とす。それらの味や性質を考慮して，これを食せば，もって精を補い，気を益す。」とあり，穀物，果実類，肉類，野菜類のバランスよく食べることが体力，気力を充実させ，健康維持につながるといっています。

中国唐代（618年～907年）の孫思邈（そんしばく）は『千金要方』の「食治」篇で穀，肉，果実，生薬など154種類について養生的意味と病気の予防について述べ，「医師たる者は，病気の原因を明らかにし，その後，侵すところを知って，先に食を以てこれを治し，もしそれで治らない時に，はじめて薬物を用いる」と「食治」の重要性を述べています。孫思邈は100歳になっても耳目が衰えなかったといわれています。

医食同源

中国では食べ物にも薬物のような性質や効果があると知られており，「食」と「薬」の源は同じと考えられ「薬食同源」という概念がありました。

一方「医食同源」という言葉は日本で「薬食同源」をもとにつくられたものです。「食べ物」や「薬物」の味や性質は，本草学という学問に基づいています。特に「五気」（身体を冷やすとか温めるなどの性質）や「五味」（それぞれの味が効能と関連する）を参考に1人ひとりの心や身体の状態を改善するための「食材」や「調理方法」を工夫することが薬膳になります。

漢方

File 39 食養生に対する考え方

周礼… 中国周代の職制を記した書物で，医師に関する記載

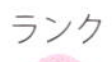

ランク

高 → 低

食医	疾医	瘍医	獣医

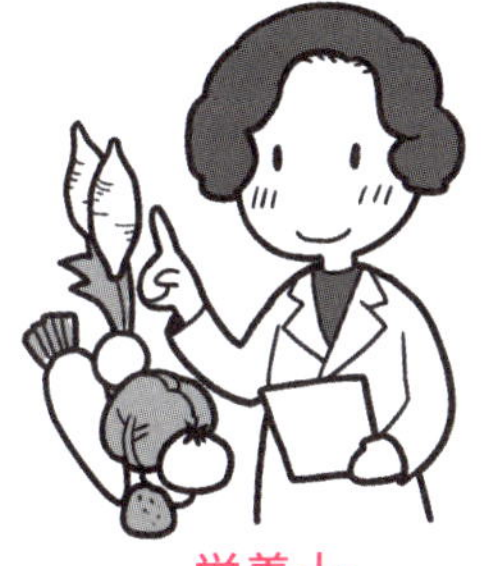

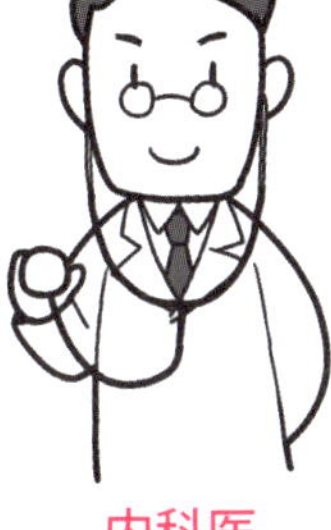

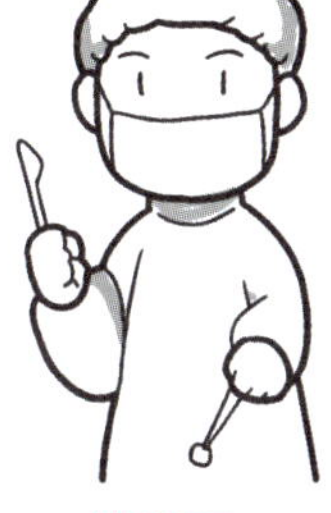

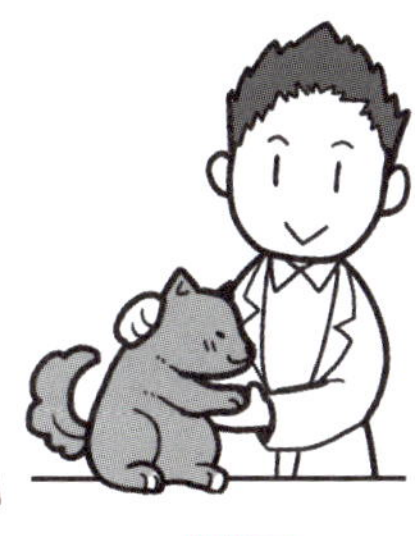

栄養士	内科医	外科医	獣医

〈食養生に関する考え方〉

①食用	季節や時間，場所など，それぞれの環境に応じて食べてもよいもの 『黄帝内経・素問』生気通天論に「飲食に節度を有し，五味を調和すべき」とある
②食養（食補）	病気を予防，老化防止，美容のための食事のこと 食べ物は体の正常な生命活動を維持するだけでなく，補養の作用もある（薬物を使う前）
③食療（食治）	身体や心の不調や病気の改善を目的とした食事のこと 食べ物にも薬物と同じような効能があるという薬食同源の考え方に基づく
④食忌（食禁）	季節や時間，場所など，それぞれの環境で食べてはいけない食事のこと
⑤薬膳	食療にさらに生薬を加え，病気を治すための食事のこと 孫思邈は「医師たる者は，病の原因を明らかにし，その後，侵すところを知って，先に食を以てこれを治し，もしそれで治らないときに，はじめて薬物を用いる」と伝えた

Chapter 5-3

本草と薬膳

本草とは

本草とは漢方医学における薬物学のことで，草に基づく意味からつけられています。しかし漢方医学で用いる薬物は草だけでなく，鉱物や動物，昆虫なども含まれています。本草学は植物学や生薬学とは別の学問であり，漢方医学的な側面で薬物の性質や効能を論じるものです。植物学や生薬学は植物のラテン名や科名，有効成分などを考慮した薬理作用などを研究する学問になります。

本草書と本草学

中国漢代に成立した医書『神農本草経』を作ったとされる古代中国の伝説の神様である神農は1日に100種類の食べ物や薬物を試食し，その味や性質，人体に及ぼす影響についてまとめています。

その『神農本草経』は漢方医学における本草学（薬物学）の基本書物として扱われています。時代とともに薬物が追加されて，中国明代（1368年～1644年）の李時珍によって作られた『本草綱目』は現在行われている薬膳の考え方に多大な影響を与えています。薬物の味や性質だけでなく，よく皆さんが口にする食べ物に関しての効能が記載されています。

神農が試食して得た情報は以下の内容です。

①体に毒を及ぼすか［無毒・有毒］
②長期服用できるか［上薬・中薬・下薬（3 つに分類：三品分類）］ 上薬（上品）：無毒で長期服用が可能な養命薬で精神，肉体ともに養う 中薬（中品）：毒にもなり得る養性薬で体力増進の滋養強壮，病気を予防 下薬（下品）：毒が強く，長期服用が困難な治療薬
③性質や味がどのようなもので，体にどのような効果を与えたか［五気・五味］ 五気：熱・温・平・涼・寒……身体を温めるか冷やすか 五味：酸味・苦味・甘味・辛味・鹹味（塩味）……味にはそれぞれ効能がある

薬膳

漢方医学における本草学の知識を活用して，健康維持や病気に対する効果を期待して工夫する食事のことで，1人ひとりの身体と心の状態や体質に合わせて料理がされています。現在は栄養学という学問も人々の健康維持のために大切になっています。分析方法が発達して食品ごとの栄養価などもわかるようになっています。本草学を基本とした**薬膳**は，この栄養学とは別の角度から身体と心の健康を維持する考え方です。

File 40 本草と薬膳

〈本草学と植物学・生薬学の違い〉

本草学

漢方医学の考え方に基づき，性質や効能を論じる学問

植物・生薬学

生薬個々の基源，動植物の分類や形態，含有成分，薬理を論じる学問

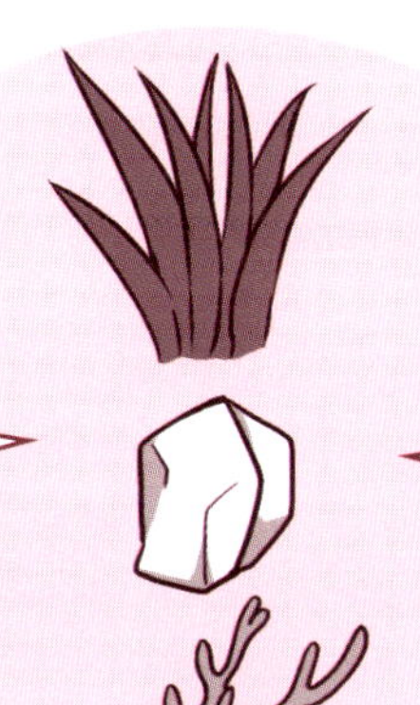

〈薬膳と栄養学の違い〉

薬膳

体質や精神状態を重視
話を聞いて身体の状態を判断する
（数値化できない情報でその人を判断する）

栄養学

身長・体重
血液データをチェック
（測定できるデータからその人を判断する）

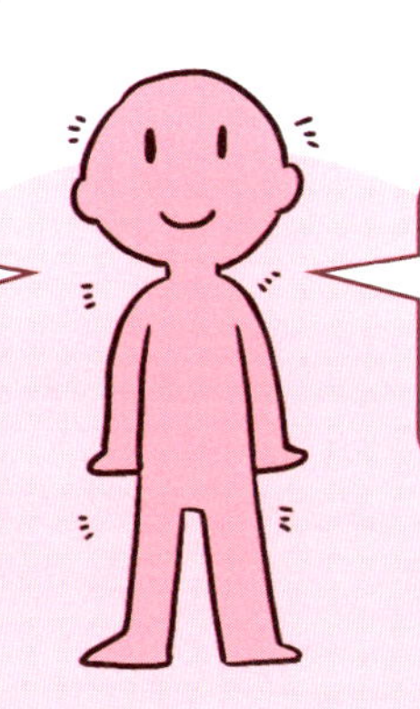

食材のもつ温める，冷やす，気を補うなどの性質をみて身体にどう影響するかをみる

その食材に含まれる栄養素がどれくらいでどんな生理作用があるかをみる

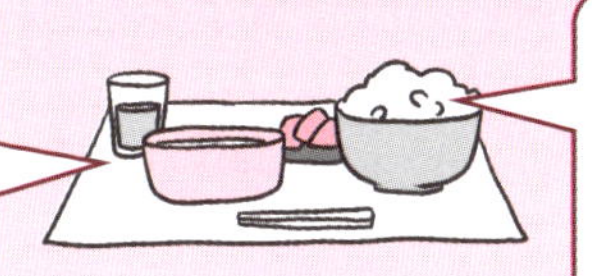

Chapter 5-4

食事に関する考え方

身土不二とは

「医食同源」や「薬食同源」と一緒に用いられる言葉で「**身土不二**」があります。2通りの意味があり，「しんどふに」と読むと仏教の考え方になり，「しんどふじ」と読むと「地元の食品や伝統食が身体によい」という食事に関する考え方になります。

熱い地方の沖縄にはゴーヤを使ったチャンプル，寒い地方の北海道には鮭を使った石狩鍋などがその例として挙げられます。他の国でも同じで，蒸し暑いタイでは酸味のあるトムヤンクン，辛いカレー，中国や韓国の寒い地方では辛い麻婆豆腐やキムチが食されます。このように各地の郷土料理には「身土不二」の考え方が取り入れられています。

旬のものを食す

旬の食材には高い栄養価や効能があり，味も格別といわれています。夏場なら体を冷ます，冬場なら体を温めるなど，食材が身体に上手に働きかけてくれます。春にはたけのこ，木の芽，夏にはキュウリやトマト，ゴーヤ，トウモロコシ，秋にはキノコ，サトイモ，サツマイモ，冬には鍋に合うハクサイ，長ネギといった季節を代表する食材があります。

近年ではハウス栽培で季節を問わず食することができますが，本来の旬の食材を覚えておくことをおすすめします。

精進料理とは

健康食ブームによって世界的に注目されているものに精進料理があります。もともとは仏教の教えから，長い時間を経て発展してきたものです。「精進」とは「精魂込めて仏道に励むこと」で，美食や多食をいましめて粗食をとるという行いです。

平安時代にはお寺の食事を精進料理と呼んでいたそうです。鎌倉時代になると禅宗によって精進料理が確立され，和食や茶道にも大きな影響を与えました。

最近では和食が注目を浴びています。健康によいと考えられ，世界中で日本食レストランがオープンしています。しかし和食とはかけ離れた食事が提供されているというような情報もあります。日本食はその中身，見た目だけでなく，提供する接客，清潔感も含めたものが日本食と呼べるでしょう。

File 41 食事に関する考え方

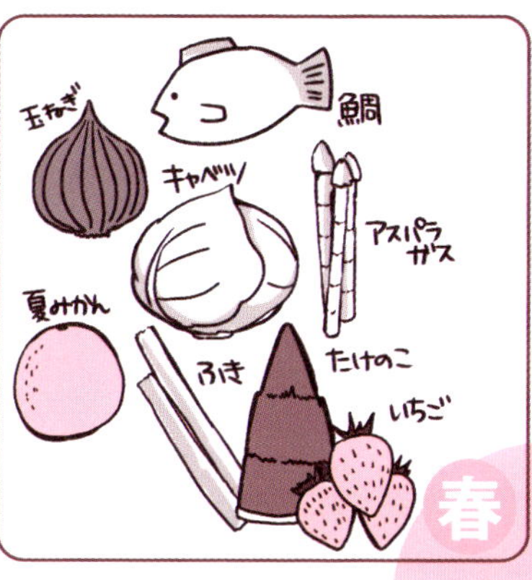

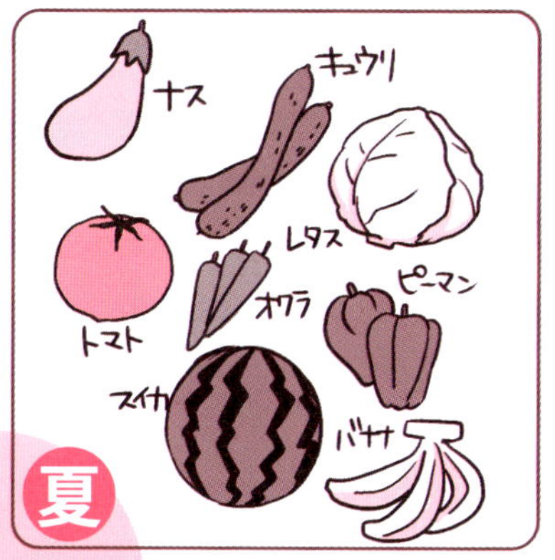

春　夏

旬の食材

秋　冬

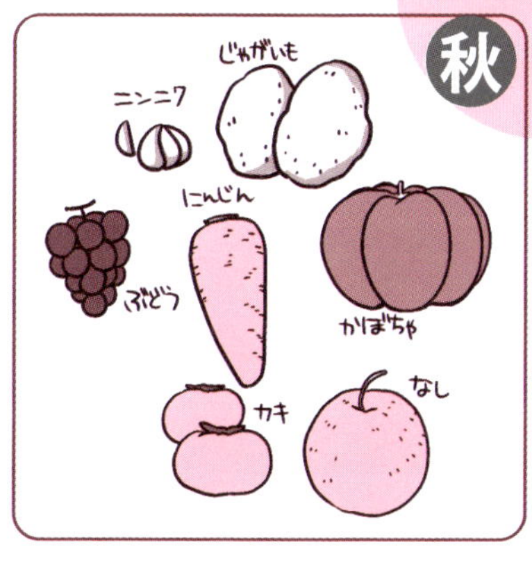

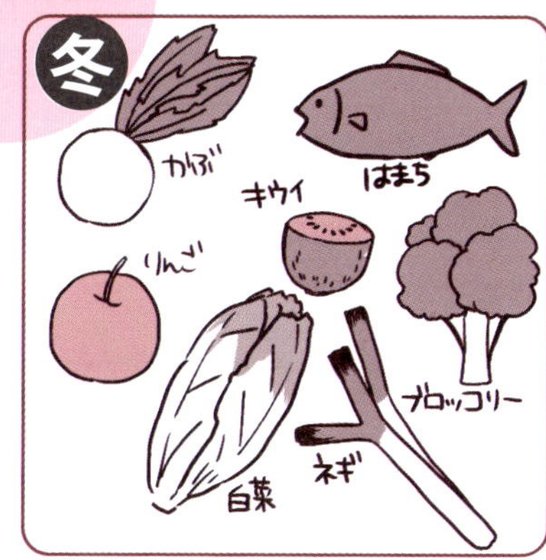

精進料理とは

食材の味を引き立たせる

5 種類の器に適切な量を盛る「飯椀」「汁椀」「坪椀」「平皿」「椿皿」

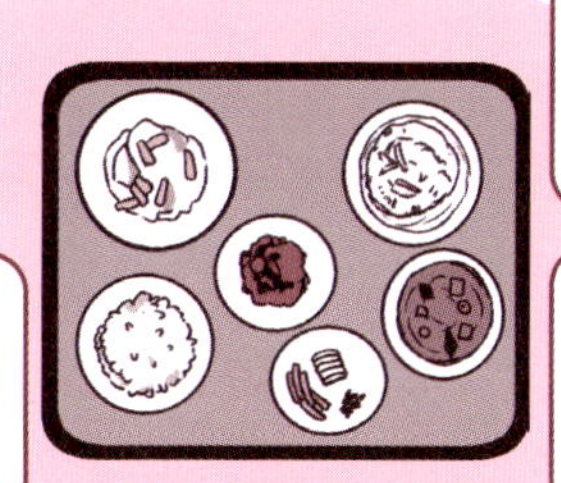

肉や魚を使わない殺生を禁じる仏教の教えに基づく

香りの強い野菜を使わない
食後まで香りが残ると修行の妨げになる

Chapter 5-5

薬膳の実践①

食材のもつ本草学的な効能（五気）

薬膳は「医食同源」や「薬食同源」の考えを基本に体調や病気を改善するために，食材だけでなく効能を期待した生薬を用います。たとえば大根という食材は本草学的には「**五気**」では「寒」です。身体を冷やす性質があります。しかし熱を通し，ふろふき大根にすると身体を「温める」料理に変わります。食材のもつ性質と調理方法によって身体に与える効果が変わります。

自分の体調に合わせて薬膳の知識を取り入れ，健康維持をするためのヒントを挙げてみます。

体を温めるか冷やすか

食材の選択

夏場の冷房で体調を崩している
冬場になるとしもやけができてしまう
かぜの引き始めで寒気がする
→ 温める食材を選ぶ　ショウガ，シナモン　トウガラシ，酒

夏場の熱中症様症状
海で日焼けをしてしまった
湿疹で温まると痒みが悪化
→ 冷やす食材を選ぶ　ゴーヤ，トマト，スイカ

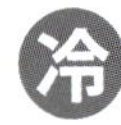

飲食する温度

お酒は冷酒より熱燗のほうが体は温まります。温かい焼き鳥に七味唐辛子をひと振りして，お酒を飲むとさらに体が温まります。ショウガやシナモンを使って温かいチャイを飲めば体が温まりますが，ジンジャーエールを冷やして飲んでも体は温まりません。

スイカやトマトなど，そのまま食べられるものは問題はありません。ゴーヤでチャンプルをつくる場合，豆腐は体を冷ます性質があり，豚肉とタマゴは温めも冷ますもしないというように，温める性質のある食材は含まれませんが，温かいまま食すと一時的に体が温まることが考えられます，そのため，ゴーヤチャンプルで冷ますことを期待する場合は冷まして食すことが必要です。

調理方法の選択

生薬をそのまま食材として使用する場合は，コーヒーや紅茶に混ぜる，調味料として料理にかけて食べる，スムージーにする，スープにするなど，手軽な方法で食生活に取り入れて，オリジナルの薬膳レシピをつくってみてください。

漢方

File 42 五気の働き

〈代表的な薬膳食材〉

生薬名	食味（五味）	食性（五気）	効能
五味子	酸	温	滋養強壮，気管支炎・喘息・鼻炎など
薏苡仁（よくいにん）	甘・淡	寒	便秘，利尿，むくみ，肌荒れ，イボ，リウマチなど
緑豆	甘	寒	口の渇き，むくみ，夏バテなど
菊花	甘	涼	解熱，血圧降下，頭痛，動脈硬化症，目の疲れ・充血・かすみなどの目の症状など
紅花	辛	温	冷え症，生理不順，更年期障害，血液浄化作用，活性酸素除去作用
枸杞子（くこし）	甘	平	疲労，無気力，頭痛，目の疲れ，肝機能を高めるなど
陳皮	辛・苦	温	胃液の分泌を促し胃腸の働きを高める，嘔吐を鎮める，気の巡りをよくするなど
山査子	酸・甘	微温	消化を助ける，疲労・血行促進
銀耳（ぎんじ）（白木耳（しろきくらげ））	甘	平	咳，のどの痛み，肌荒れ，滋養強壮など
金針菜（きんしんさい）	甘	涼	利尿，消化を助ける，むくみ，イライラ，不眠など
大棗（たいそう）	甘	温	滋養強壮，精神安定，筋肉の痛みや過敏症など
杜仲	甘	温	滋養強壮，鎮痛，利尿痛，高血圧など
金銀花	甘	寒	利尿作用，解熱，解毒，殺菌，かぜの熱冷ましや関節炎など

〈薬膳食材の調理方法いろいろ〉

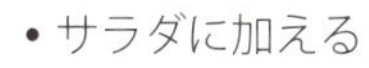

- サラダに加える

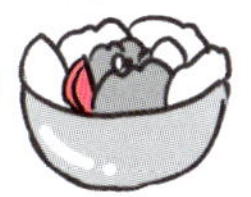

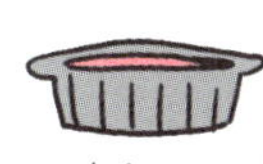

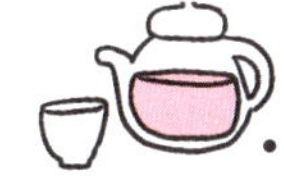

- お茶に加える
- カレー・シチューなどの煮込み料理に
- ヨーグルトに混ぜる

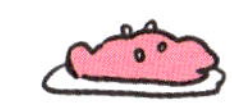

- 料理の仕上げにふりかける

Chapter 5-6

薬膳の実践②

食材のもつ本草学的な効能（五味）

本草学的に食材を考える場合「五気」のほかに「**五味**」があります。「五味」は五行に基づき酸・苦・甘・辛・鹹（かん）に分類し，それぞれの味が五臓のどこに作用するか，また食材のもつ味が漢方医学的な効能と関連があるという考え方です。

ステップ1　五味の役割を知る

酸：肝の働きを調整，収斂，収縮，固渋作用がある➡レモン，ミカン，梅
　自律神経を整え，柔らかい物を固め，体液が外に漏れないように体を引き締める。
苦：心の働きを調整，清熱，利尿，瀉下，鎮静作用がある➡緑茶，ゴーヤ
　高ぶった神経を鎮め，熱を冷まし，炎症を除き，解毒する
甘：脾の働きを調整，滋補，和中，緩急作用がある➡ニンジン，ヤマイモ，バナナ
　消化機能を整え，滋養強壮し，急迫症状を除く
辛：肺の働きを調整，発散，解表，行気作用がある➡ネギ，ショウガ，トウガラシ
　呼吸を整え，気の循環をよくし，体を温め，発汗を促し，肌の調子を整える
鹹：腎の働きを調整，軟堅，散結，瀉下作用がある➡牡蛎，昆布，塩
　泌尿器や生殖機能を整え，しこりや塊を散らしてなくし，便秘を改善する

ステップ2　自分に必要な五味を考える

鼻水や汗が出すぎる，尿漏れが心配………………酸味
➡梅干しを考えると体が引き締まる
体が熱く，神経が高ぶり仕事がはかどらない……苦味
➡水出しの緑茶を飲むとスーッとする
仕事忙しく，疲れがたまっている…………………甘味
➡疲れたら甘い物を食べると落ち着く
かぜの引き始めで寒気がして，のども不快………辛味
➡キムチ鍋を食べたら身体が温まった
便秘で便が出ず，お腹が張って困る………………鹹味
➡塩類下剤を用いて便秘を改善する

五味はバランスよく食事に取り入れることが重要です。そのうえで自分の体調に合わせて甘味を多くする，苦味を多くするなど，薬膳の考え方に基づき臨機応変に食材を選択してください。「五味」が「五行」と関連していますが，五色の考え方も薬膳に取り入れると色鮮やかな食事となります。

漢方

File 43 五気の働き

〈食材のもつ五気の働き〉

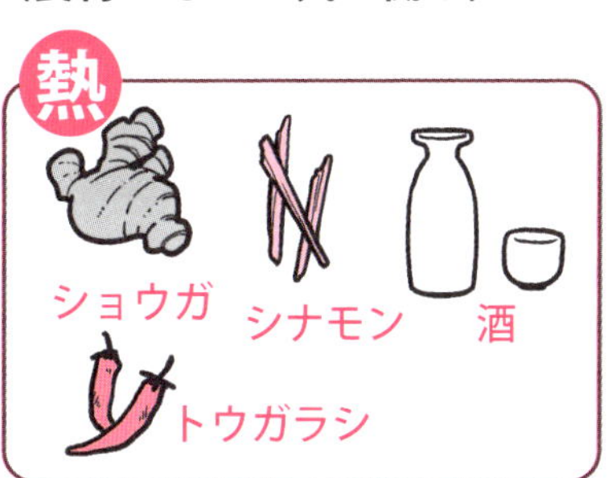

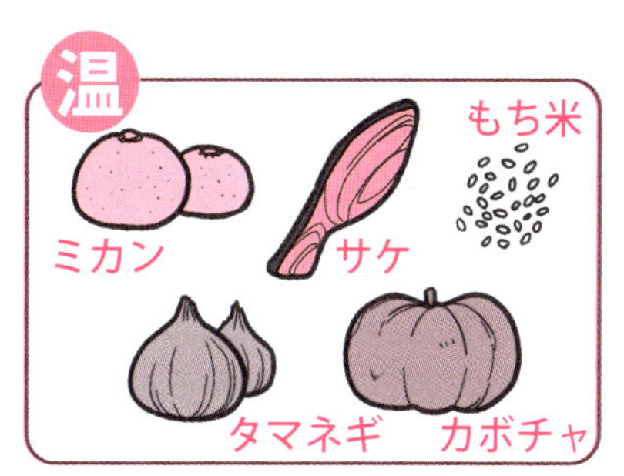

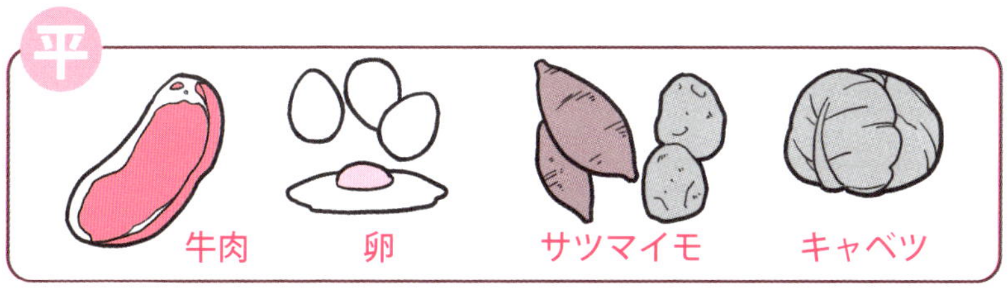

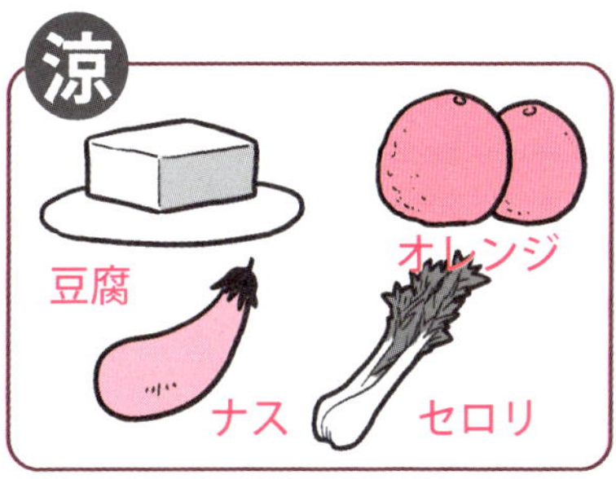

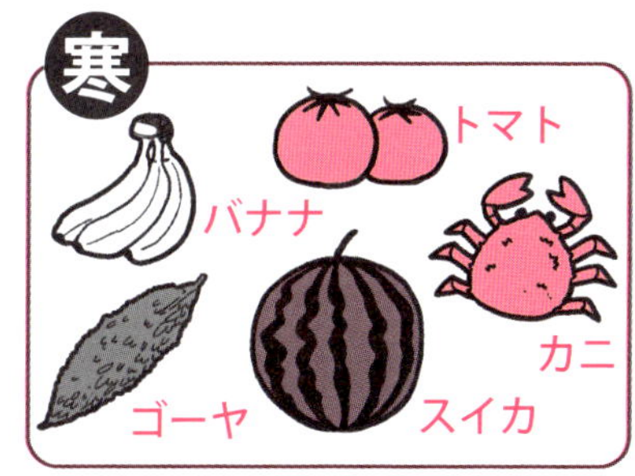

〈食材のもつ五味の働き〉

味	作用	五臓	過食すると
酸	下痢，汗・咳止め	肝	食欲が落ちる，体が硬くなる
苦	解熱	心	肌が乾燥する，冷えやすくなる
甘	食用増進，解毒	脾	骨が弱くなる，抜け毛が多くなる
辛	気の巡りを活発に，発汗	肺	興奮する，冷えやすくなる
鹹	便秘や腫物を改善	腎	血圧が上がる

Column 身の回りの生薬食材

私たちが普段食べている食事の中には，そうとは知らずに食べているであろう薬膳食材が多くあります。手軽に摂れるものも多いので，スーパーで探してみたり，外食のときに見つけてみると楽しいかもしれません。

むくみに役立つハトムギは，ハトムギ茶を飲んだり，ハトムギご飯などで食べることができます。同じようにむくみに効く冬瓜はスープにしてもいいでしょう。

ヤマイモは胃腸機能の働きを助けるのに有効です。疲れにくい身体をつくります。スーパーで売られているヤマトイモや長イモでも効果があります。

リコリスという名前のハーブは，甘草のことをあらわします。気を補う効果や，咳き止め，痰を取り除く効能もあります。

クコの実は，枸杞子（くこし）という生薬です。杏仁豆腐の上にのっている赤い実がそれにあたります。肝や腎の機能をサポートし，眼精疲労やドライアイにも効果的です。

よもぎは，内臓を温める効果があります。冷えによる生理痛にも有効です。もちにいれたり，入浴剤にも含まれている場合があります。

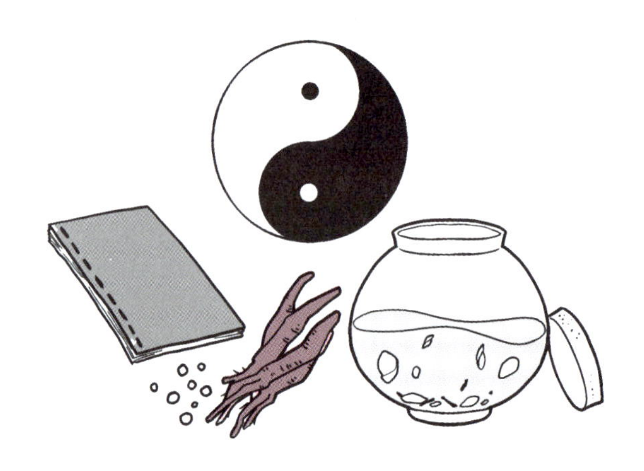

第6章

症状別漢方医学的アプローチ

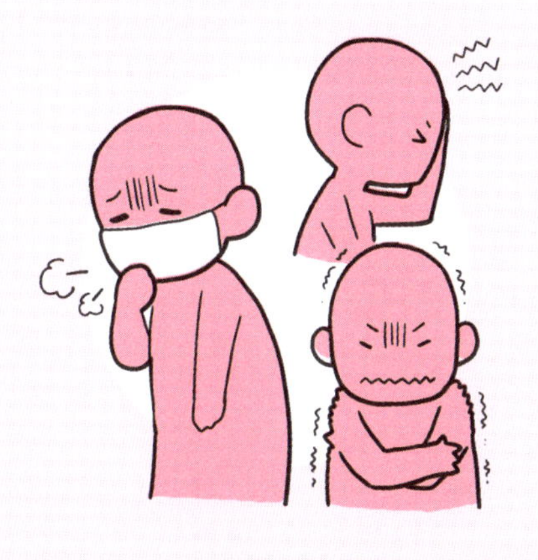

Chapter 6-1

虚証と実証

同じ症状でも人によって異なる漢方薬

漢方医学では，個人の体質の違いによって，同じ症状でも違う漢方薬を使用することがあります。個体差を重視して漢方薬を選択することが，効果的だからです。また症状の改善だけでなく，その他の随伴症状も改善することがあります。そのため，自分がどちらかというと「頑健な体質」なのか「虚弱な体質」なのか，それともどちらでもないのか，という体質を把握して漢方薬を選ぶことが大切です。

体質で分ける3つのタイプ

漢方医学では，大きく人の体質を3つに分けてそれぞれの体質に合った漢方薬を推奨します。まずは「**虚証**」と呼ばれる，虚弱体質，無力性体質，内臓下垂体質，弛緩性体質などの人たちです。具体的にいうと，消化吸収機能が弱い，栄養状態が不良，やせ型の人に多く，新陳代謝が低下している状態です。また太っていても水太りの人に「虚証」の場合があります。「虚証」の人は，抗生物質で胃腸障害を起こしやすく，漢方薬でも場合によっては胃腸障害を起こすこともあります。

それとは逆に，頑健な体質の人を「**実証**」といいます。実証の人は活動的，暑がり，声が大きい，筋肉が発達，胃腸が丈夫で栄養状態もよい人を指します。消化吸収能力も高いので胃腸障害などはあまり起こしません。またかぜなどを引いたときも，自然治癒力が強いタイプです。ただし，体力の限界を超えるような過剰反応を起こしやすい体質でもあります。高血圧，心筋梗塞，脳卒中などに陥りやすいといわれています。

そして，「虚証」にも「実証」にも当てはまらない中間タイプの人を「**虚実間証**」といいます。

自分がどの「証」に当たるかを確認してから，漢方薬を選択するようにしましょう。本書でも，症状別だけでなく，「証」別に効果的な漢方薬を記載していますので，参考にしてみてください。

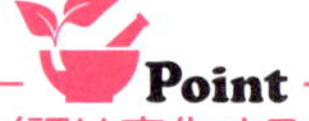

〈証は変化する〉

- 虚証と実証はずっと固定なわけではなく，その人の体調や体質によって異なります。また，体全体を考える場合と，部分的に考えることがあります
  例…虚証の人が食べすぎて胃もたれになる→胃は実証の状態
  　　虚証の人が火傷して患部に熱があり炎症している→その患部は実証の状態

漢方

File 44 体質による特徴

〈虚証タイプの特徴〉

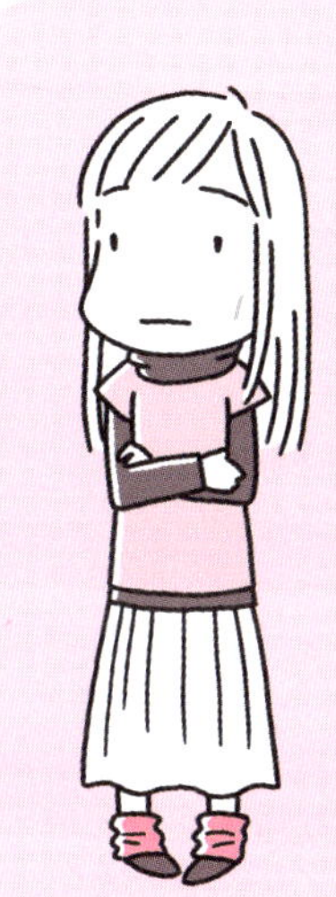

- 栄養状態が悪い
- 声が弱々しい
- 光沢，ツヤ，ハリがない
- 過食すると下痢しやすい
- 食べるのが遅い
- 冷たいもので腹痛や下痢を起こしやすい
- 数日間排便しなくても平気
- やせ型
- 内臓下垂タイプ
- 太っている場合は水太り
- 腹筋はうすい
- みぞおちのあたりがチャポチャポする
- 夏バテしやすい
- 寒さに弱い
- 寝汗をかきやすい

〈実証タイプの特徴〉

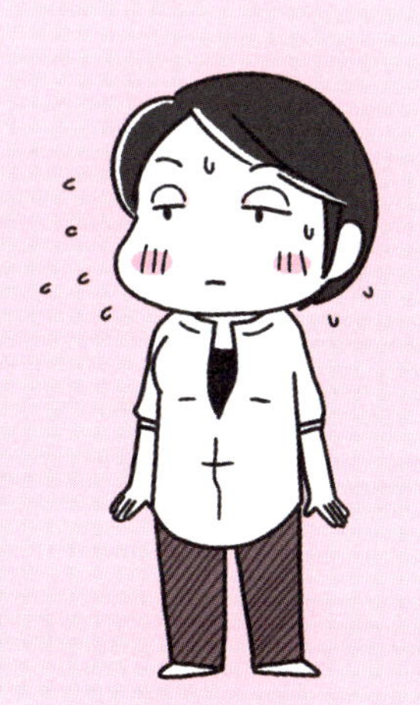

- 筋肉質
- 固太り体質
- 筋肉が発達している
- 栄養状態良好
- 声が力強い
- 肌にハリとツヤがある
- 過食しても平気
- 食べるのが早い
- 一食くらいなら抜いても問題ない
- 冷たいものも平気
- 便秘しやすく１日で不快感を覚える
- 夏は暑がるが夏バテはしない
- 冬の寒さにも強い

Chapter 6-2

かぜ

かぜは引きはじめのケアが大事

かぜ症候群とは，ウイルス感染によって鼻から器官にいたる呼吸器系が炎症を起こした状態です。具体的な症状としては，寒気，発熱，くしゃみ，鼻汁，鼻閉，のどの痛み，咳嗽，発熱，だるさなどがみられます。

西洋医学では，急性期，亜急性期，回復期の3つの病期に分けて考えます。

かぜ症候群の漢方治療では，病期（罹患してからの期間）と，患者の体力の強弱を示した「実証」，「虚証」，「虚実間証」によって漢方薬を選択するのが一般的です。

かぜに効果的な漢方薬

かぜの引き始めには，鼻汁，くしゃみ，悪寒，のどの痛み，関節痛，全身倦怠感などの症状があらわれます。

自然発汗がなく，首や肩がこっている場合には**葛根湯**，悪寒・発熱が強く，関節痛・腰痛を伴う場合には**麻黄湯**，くしゃみ，鼻水，水様痰を主とする場合には**小青竜湯**を用います。ほかにも悪寒が強く，のどの痛みを伴うことが多い人は**麻黄附子細辛湯**がおすすめです。

ほかにも胃腸虚弱で抑うつ傾向にある場合には**香蘇散**，虚証で自然発汗している人には**桂枝湯**などが用いられます。麻黄を含む処方が多く，胃腸障害を起こしやすいので注意します。胃腸が弱い人や，抗生物質などで胃腸障害を起こしやすい人などには**桂枝湯**が適しています。

かぜが少し進行して微熱が出たり消化器症状が出てきたり，扁桃腺やリンパ節が腫脹する場合には，柴胡を含む**小柴胡湯**が頻用されます。胃腸が弱い人には**柴胡桂枝湯**，**柴胡桂枝乾姜湯**などが用いられます。咳があるときは，鎮咳作用をもつ**麦門冬湯**が適しています。

かぜ症状が治まり，疲労倦怠感や咳などが残った状態には，回復促進を目的とした**補中益気湯**が代表的です。

高齢者への使用

高齢者のかぜの場合には，倦怠感が強く，顔色が蒼白な人には，真武湯を用います。葛根湯や麻黄湯，麻杏甘石湯など実証向きの漢方薬は，胃腸障害だけでなく，狭心症発作，尿閉などに注意する必要があります。

File 45 かぜに対するアプローチ

〈かぜに用いる漢方薬〉

漢方薬	証	特徴的な症状
葛根湯	実証	かぜの初期，首や肩のこり，胃腸が丈夫，汗があまり出ないなど
麻黄湯	実証	かぜの初期に用いる，頭痛，発熱，寒気，関節痛，発汗がない，鼻づまりなど
小柴胡湯	虚実間証	かぜ，みぞおちから脇腹にかけて圧痛がある，倦怠感，食欲不振，悪心，吐き気，咳など
柴胡桂枝湯	虚実間証	微熱，悪寒，肢痛など
桂枝湯	虚証	頭痛，発熱，関節痛など
香蘇散	虚証	胃腸虚弱，頭痛，めまいなど
麻黄附子細辛湯	虚証	のどの痛み，寒気，関節痛など

かぜの初期
- 葛根湯
- 麻黄湯

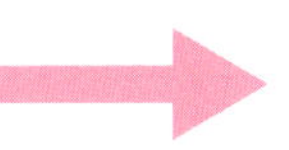

経過後
- 小柴胡湯
- 柴胡桂枝湯

漢方を選ぶポイントは

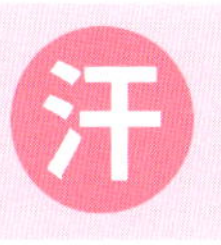

と

〈かぜに効果的な食材・養生〉

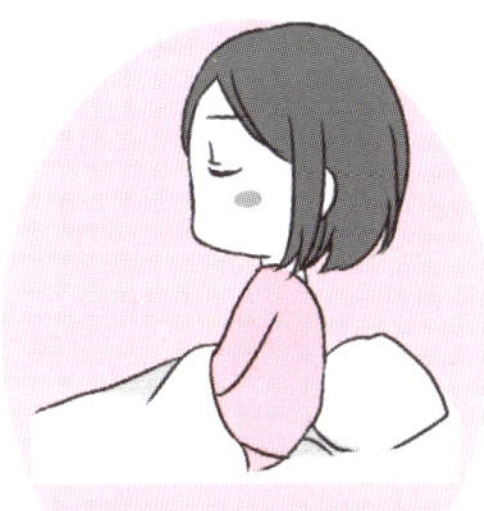

無理をせず安静にすることが大事です

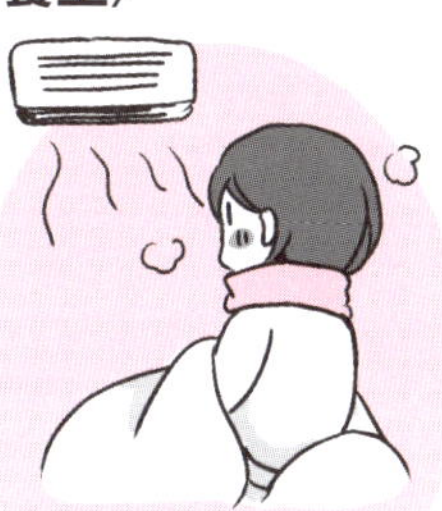

身体を冷やさないようにします

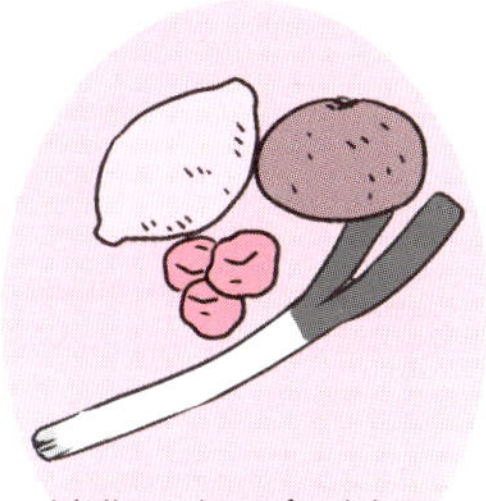

消化によい食べものビタミンを摂るとよいでしょう

Chapter 6-3

胃炎

急性か慢性かによって治療法は異なる

西洋医学における胃炎は，細菌やウイルスなどによる感染症やアレルギー性のもの，もしくは毒性の化学物質を摂取することによって起こる胃腸疾患で，その症状の起こり方によって急性胃炎と慢性胃炎に分かれます。

漢方医学では，胃炎は気血水の気が不足している気虚の状態か，水のバランスが崩れている水毒の状態と考えられます。気が不足していると，食べ物を消化する胃腸の機能が弱まり，胃もたれや嘔吐，食欲不振の原因となります。気が不足する原因は冷えやストレスなどがあります。また必要以上に水が体内にたまっていると水毒となるので，水を排出するための漢方薬を選択します。

慢性胃炎に効果的な漢方薬

慢性胃炎の場合，特に長期投与となる場合が多いので，患者の状態を確認しつつ服用していきます。

もともと胃腸が弱い人は，消化機能が低下した脾虚の状態と考えられます。脾虚が慢性化すると水毒を伴って，悪心や吐き気などの症状が起こります。この場合，一番よく選択される漢方薬が**六君子湯**です。胃もたれ，水毒による食欲不振，吐き気に効果があり，胃腸の働きを助けます。急性胃炎の場合は，体内の水不足が原因で胃が炎症を起こしています。**安中散**などの炎症や痛みを鎮める漢方薬が適しています。胃痛，腹痛，胃もたれ，胸やけなどに効果があります。

ほかにも，精神的なストレスによって胃が痛くなる人は，肝の不調によって体内の気が滞っていると考えられます。そのため，肝の働きを助け，気の流れをよくするために**半夏厚朴湯**などを処方します。のどの異物感や不眠症状がある人にもおすすめです。

また，高齢者は胃酸分泌量が低下するため，食後にもたれ感や早期膨満感が起こる場合には**六君子湯**が適しています。**安中散**，**人参湯**なども有用です。

胃炎に効果的な食養生

胃腸の働きを助ける食材は，ジャガイモやヤマイモなどのイモ類です。大根には炎症を抑える成分や，消化を助ける酵素が含まれています。ほかにも，ミントや香味野菜，柑橘類は気を巡らし，イライラを鎮めるのに役立ちます。

漢 方

File 46

胃炎に対するアプローチ

〈胃炎に用いる漢方薬〉

漢方薬	証	特徴的な症状
六君子湯	虚証	貧血，冷え症，胃の重圧感，食欲不振，胃もたれ，吐き気など
胃苓湯	虚実間証	水溶性の下痢，嘔吐，口の渇き，腹痛，食欲不振，むくみ，尿量減少など
五苓散	虚実間証	のどの渇き，尿量減少，吐き気，嘔吐，下痢，むくみなど
柴苓湯	虚実間証	吐き気，食欲不振，のどの渇き，尿量減少など
半夏瀉心湯	虚実間証	みぞおちから脇腹にかけてのつかえ感，吐き気，嘔吐，下痢など
平胃散	虚実間証	胃もたれ，下痢，消化不良，胃アトニー，食欲不振など
安中散	虚証	上腹部痛，胸やけ，げっぷ，食欲不振，神経性胃炎，慢性胃炎など
桂枝人参湯	虚証	冷え症，顔色が悪い，食欲不振，胃部停滞感，胃痛，下痢，発熱，寒気など
小建中湯	虚証	疲れやすい，腹痛，食欲不振，慢性胃炎など
人参湯	虚証	冷え症，手足が冷えて眠れない，食欲不振，胃もたれ，腹部の張り，下痢，腹痛，貧血など

〈胃炎に効果的な食材・養生〉

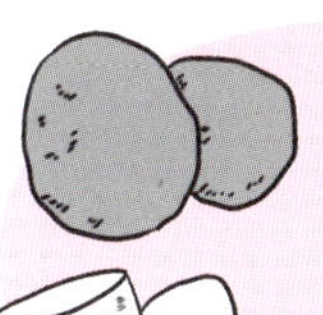

長イモ，
ヤマイモ類などは
胃腸と腎の活性化に
つながります

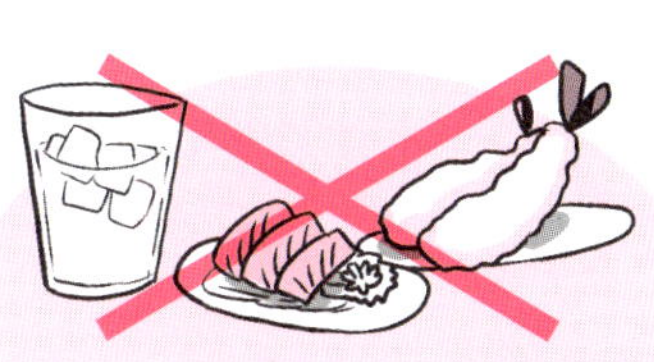

冷たい飲みものや食べもの，
刺身などの生もの，
天ぷらなどの油っぽいもの，
チョコレートなどの甘いものは
避けましょう

Chapter 6-4

不眠症

不眠の原因は人それぞれ

不眠とは，夜，なかなか寝付けなかったり，寝てもすぐに起きてしまう，朝早く目が覚めるなど，いろいろな場合があります。その原因も様々で，騒音などの生活環境，ライフスタイルの乱れ，高血圧，呼吸器系の疾患，頭痛，ストレス，神経症，うつ病など人によって変わります。

それ以外にも，寝る前にカフェインを摂取したり，老化なども不眠の原因になります。

治療としては，原因が特定できている場合はそれに対応した治療を行います。それ以外にも生活リズムを整えたり，生活環境を変えてみるなどの対策がありますが，それでも治らない場合は睡眠薬などを処方してもらうこともあります。しかし睡眠薬に依存してしまう可能性もあるので注意が必要です。

不眠症に効果的な漢方薬とは

不眠症に対する漢方薬の役割は，心身のバランスを整えて，緊張を和らげることです。漢方薬だけではなく，抗不安薬などを併用するのも効果的です。

心身ともに疲労している場合は**酸棗仁湯**を用います。また，神経過敏ですぐにびくっとするような人には**桂枝加竜骨牡蛎湯**がよいでしょう。不安感が強い人には**加味帰脾湯**，反応性抑うつ状態には**四逆散**が有効です。**抑肝散**は精神の高ぶりを抑えて，興奮を鎮める作用があります。のぼせとイライラがある場合には**黄連解毒湯**や**加味逍遙散**，そして手足のほてりには**三物黄芩湯**というように，状態に応じて漢方薬を選択しましょう。

不眠に効果的な養生

胃腸障害を伴う不眠には，牛肉や鶏肉などの肉類，イモ，豆，キノコなどで気を補います。不安や心配で眠れない場合はグレープフルーツや梅など，酸味のある食べ物をとると，肝の働きを助けることができます。また，イライラで寝つけない場合には，香味野菜，柑橘類がおすすめです。

また，就寝前に熱いお風呂に入ったり，スマートフォンなどを見続けるのは脳が興奮状態になりより不眠につながるのでやめましょう。カフェインの入った飲料を寝る前に飲むのもよくありません。

漢 方

File 47 不眠症に対するアプローチ

〈不眠症に用いる漢方薬〉

漢方薬	証	特徴的な症状
黄連解毒湯	実証	比較的体力がある，顔が赤い，イライラ，のぼせなど
柴胡加竜骨牡蛎湯	実証	精神不安，口が苦い，みぞおちから脇腹にかけて圧痛がある，へその上に動悸，イライラなどの神経症状など
四逆散	実証	胃炎，胃痛，腹痛，手足の冷え，うつ状態など
加味逍遙散	虚実間証	更年期障害，めまい，肩こり，疲れやすい，精神不安定，イライラなど
三物黄芩湯	虚実間証	手足のほてり，不眠，皮膚の痒みなど
加味帰脾湯	虚証	体力の衰え，血色悪い，貧血，不眠，精神不安，神経症など
帰脾湯	虚証	虚弱，血色が悪い，貧血，不眠症など
酸棗仁湯	虚証	眠りが浅い，虚弱，疲労感，動悸，時差ボケなど
抑肝散	虚証	イライラ，子どもの不眠症など
桂枝加竜骨牡蛎湯	虚証	神経症，不安，頭痛など

〈不眠に効果的な食材・養生〉

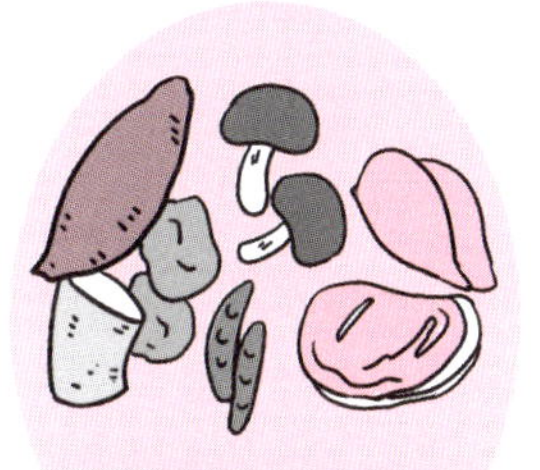

イモ類，豆，キノコ
肉類が胃腸の働きを
強化します

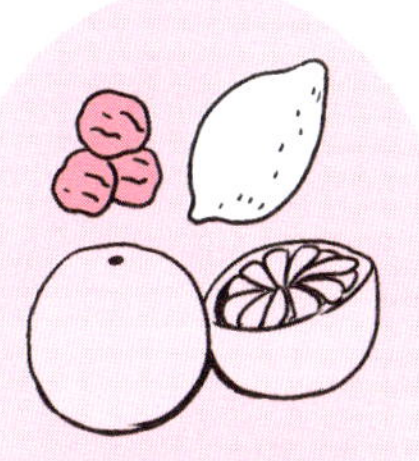

イライラには
梅や柑橘類などが
おすすめです

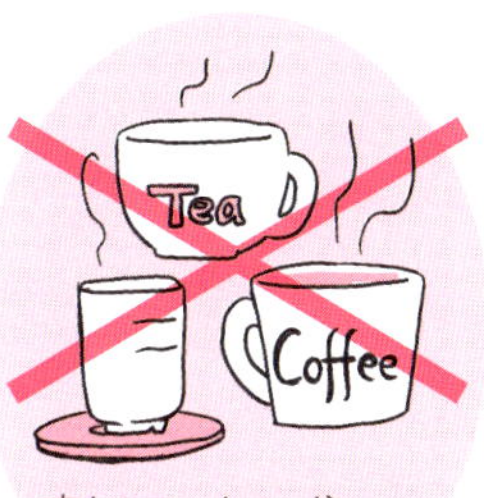

夜にコーヒーや
紅茶などを飲むのは
やめましょう

Chapter 6-5

めまい

めまいの種類と治療方法

めまいと一言でいっても，実はその症状はいろいろあります。

自分の身体や周囲がぐるぐる回っているように感じるのは回転性めまいといい，平衡器官に急激な変化が起こったときに生じます。脳の病気や，耳の病気が原因になることもあります。また，身体がふわふわ浮いたように感じるのは浮動性めまいです。なんとなく頭がふわっとしたり，雲の上を歩いているような感じです。ほかにも，立ち上がった瞬間にくらっとしたり，長く立っていて目の前が急に暗くなることを立ちくらみといいます。低血圧の人がなりやすいのもこのタイプになります。

西洋医学の治療方法としては，耳鼻科や内科，心療内科，めまい外来などを受診します。めまいだけではなく，吐き気や耳鳴り，難聴などが同時にあるかどうかも調べて，同時に治療していくことになります。

めまいに効果的な漢方薬

漢方医学においては，めまいは体内の水が滞るために起こると考えられています。平衡感覚をつかさどるのは耳の奥の内耳という器官であったり，他の部位でも水の流れが悪いことが原因とされます。そのため水滞を改善しながら体全体を正常に戻す漢方薬を使用します。また，体内の水が滞る原因として，胃腸の不調が挙げられます。胃腸の働きが改善されることで，体内の気血水の巡りが正常に戻ると考えられます。

急性期やふらつきなどの非回転性めまいの場合，のぼせがあれば**苓桂朮甘湯**，なければ**真武湯**を使用します。回転性めまいの場合は**沢瀉湯**を第一選択薬にするのがよいでしょう。

少し症状が軽くなった時期には**当帰芍薬散**，自律神経の関係する場合には**半夏厚朴湯**，血圧異常，動脈硬化に関連するものには**釣藤散**などを用いるのもよいでしょう。

めまいに効果的な養生

胃腸の働きを改善するためには，消化を助けるヤマイモや豆類，穀類を積極的に食べましょう。また，胃腸の働きの低下は，ストレスが原因のものもあるので，睡眠不足や過労など，生活習慣を見直してみるのも大事です。気の巡りを正すためのツボ刺激も効果があります。

File 48 めまいに対するアプローチ

〈めまいに用いる漢方薬〉

漢方薬	証	特徴的な症状
沢瀉湯	虚実不問	胃もたれ，悪心，めまいなど
五苓散	虚実不問	口の渇き，吐き気，下痢，尿量減少など
通導散	実証	下腹部に圧痛，便秘がち，月経痛，めまい，のぼせなど
加味逍遙散	虚実間証	更年期障害，めまい，肩こり，疲れやすい，精神不安，イライラなど
釣藤散	虚実間証	中年以降の慢性頭痛，肩こり，のぼせ，不眠，高血圧など
半夏厚朴湯	虚実間証	精神不安，のど・食道の異物感，動悸，めまい，吐き気，神経症，つわり，咳など
真武湯	虚証	全身倦怠感，手足の冷え，下痢，動悸，めまい，知覚まひなど
当帰芍薬散	虚証	比較的体力がない，貧血，冷え症，疲労感，月経不順，頭痛，めまいなど
半夏白朮天麻湯	虚証	胃腸が弱く，冷え症，吐き気，頭痛，めまいなど
苓桂朮甘湯	虚証	立ちくらみ，めまい，動悸，のぼせ，不眠，精神不安，神経症，尿量減少など

〈めまいに効果的な食材〉

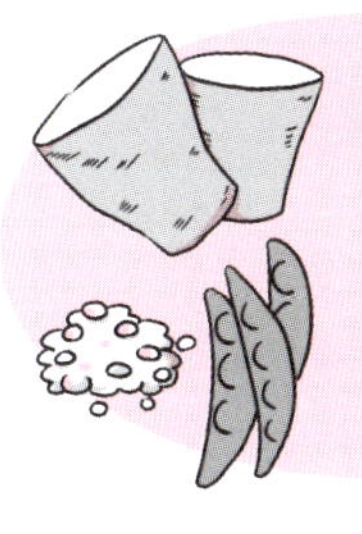

消化機能を高めるヤマイモなどのイモ類や，大豆・枝豆などの豆類を積極的に摂りましょう

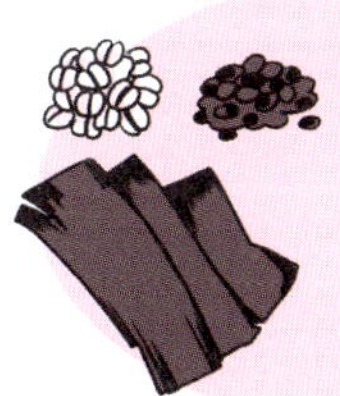

利尿作用のあるハト麦や小豆・トウモロコシ，また食物繊維が多く含まれている海草やキノコなどで水の巡りをよくします

Chapter 6-6

アトピー性皮膚炎

その原因は様々

アトピー性皮膚炎は，痒みの強い慢性的な皮膚炎で，アトピー体質の人に起こります。その原因はダニやハウスダスト，食べ物などのアレルゲンで，動物の毛や皮膚の真菌などもそれに当たります。痒みが強いため皮膚を掻きむしったり，寝ている間に掻いてしまい，それが新たな痒みや痛みになります。さらに冬の乾燥や夏の発汗，衣類などの刺激に対して皮膚が炎症を起こしやすい状態になります。治療方法としては，ステロイド剤を塗ったり，抗ヒスタミン剤で痒みを抑えます。また，皮膚を清潔に保つために汗をかいたらシャワーを浴びたり，食事や睡眠など生活バランスも整えていくのがベストです。ただ，それだけでは根本治療にはなかなか至らず，個人によってその原因も異なることから，治りにくい病気のひとつです。

アトピー性皮膚炎に効果的な漢方薬

漢方医学では皮膚疾患の原因を単に皮膚の異常とは捉えず，その多くは内因にあると考えて対処します。そのため，表面的な皮膚症状だけを改善しようとしても，根治には至らないという考えです。特に，胃腸の働きが弱っていると，それが皮膚に影響をもたらすと考えられます。

まず症状を改善するための漢方薬としては，赤みがあって痒みが強い場合は**黄連解毒湯**，頭部に落屑・びらんが多い場合は**治頭瘡一方**を使用します。痒みが強くほてりがある場合は**白虎加人参湯**，身体を乾燥させる**消風散**などの石膏剤を用います。化膿傾向のあるものには，**十味敗毒湯**がよいでしょう。

そして，アレルギー体質改善のために，**柴胡桂枝湯**などの柴胡剤，炎症が長引いて血虚になる場合は，**四物湯**を基礎とした**温清飲**，**柴胡清肝湯**，**荊芥連翹湯**，**十全大補湯**などを服用するとよいでしょう。また，**補中益気湯**は腸管の免疫機能を高めて，アレルギー反応を抑制する効果をもちます。

アトピー性皮膚炎に効果的な養生

まず，胃腸の機能を回復するために，食生活を見直しましょう。外食が多い場合は少し控え，油分が多い食事や甘いものを控えめにします。肉類などのたんぱく質は皮膚の再生にも必要なので，積極的に摂るようにしましょう。また，ストレスがたまると気血水の巡りも滞ります。長期間ストレスをためないような生活を心がけてください。

漢方

File 49 アトピー性皮膚炎に対するアプローチ

〈アトピー性皮膚炎に用いる漢方薬〉

漢方薬	証	特徴的な症状
黄連解毒湯	実証	顔が赤い，のぼせ，イライラ，高血圧など
白虎加人参湯	実証	赤み，皮膚の乾燥，熱感など
五苓散	虚実不問	口の渇き，尿量減少，吐き気，嘔吐，下痢，頭痛など
十味敗毒湯	実証	皮膚の乾燥，化膿傾向，みぞおちから脇腹にかけての圧痛など
治頭瘡一方	実証	頭や顔にかさぶたやただれがある，痒みが強いなど
温清飲	虚実間証	皮膚が乾燥している，つやがない，貧血，のぼせなど
柴胡清肝湯	虚実間証	疳（かん）が強い，子どものリンパ節の腫れなど
桂枝加黄耆湯	虚証	虚弱体質，汗をかきやすい，足が冷えるなど
十全大補湯	虚証	体力低下，手足の冷え，貧血など

〈アトピー性皮膚炎に効果的な養生〉

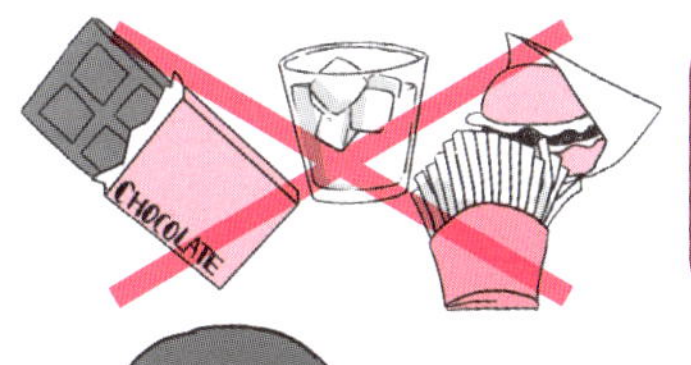

甘いもの，冷たいもの，
ファーストフードなど
油ものを避けましょう

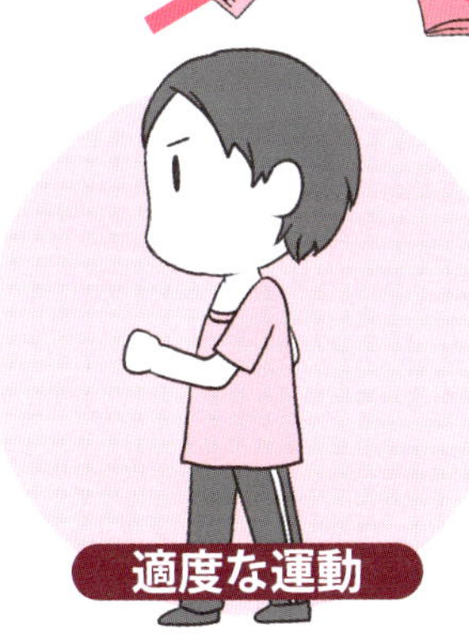

適度な運動

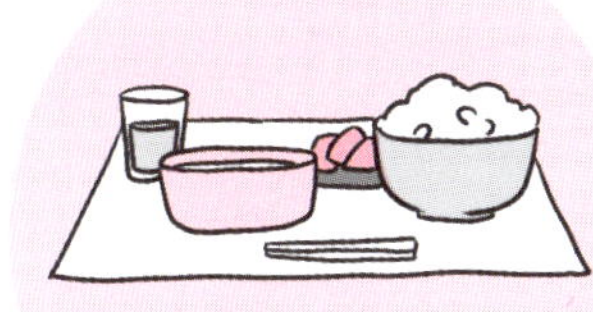

油分を控えめにしましょう

和食のほうがよい

Chapter 6-7

肥満

肥満と治療方法

肥満とは，脂肪組織が過剰に蓄積した状態であり，日本肥満学会では，BMIが25以上で健康障害を有するかあるいは内臓脂肪蓄積を伴うものを肥満症と定めています。特に，内臓脂肪蓄積を伴う場合は，耐糖能異常，高血圧，脂質異常症になる可能性が高くなります。

肥満症の治療には，食事療法，運動療法，肥満につながる習慣を改める行動療法，そして薬物療法があります。薬物療法では，肥満症治療薬であるリパーゼ阻害薬が2013年に承認されましたが，漢方薬では，肥満症に適応のある防風通聖散や大柴胡湯，防已黄耆湯などがよく用いられます。

肥満に効果的な漢方薬

漢方医学では，新陳代謝が悪く，過食と運動不足によって起こる食積が原因の場合と，中年太りなどのむくみやすい水太りタイプ，ストレスから過食に走る気滞が原因の場合があります。

固太りタイプで，肩こり，みぞおちから脇腹にかけての圧痛，便秘がある場合は**大柴胡湯**，太鼓腹で皮疹が出やすく便秘がちな人には**防風通聖散**などを用います。**防風通聖散**には，脂肪を分解・燃焼する作用があります。また，肥満と合併する便秘，高血圧に伴う動悸，肩こりなどにも効果があります。したがって，腹部に脂肪があり，便秘がちな人に適しています。

汗かきで変形性膝関節症がある場合には**防已黄耆湯**です。防已黄耆湯は，色白で筋肉が柔らかく，水太り体質で，汗を多くかき，足がむくむような人に適しています。便秘傾向はありません。

過食による肥満で，脳卒中の前触れのような症状があるものには，**九味半夏湯**を用います。

肥満に効果的な養生

肥満は，西洋薬，漢方薬を服用したからといって治るものではありません。過食が原因の場合は食事に気を付けて，適度な運動を行いましょう。普段からバランスのよい食事や運動を心がけるのがベストです。また，ストレスから過食してしまう人は，ストレスの原因をつきとめることも大事です。

水太りには水の巡りをよくするスイカや小豆，キュウリなどを摂ります。ストレスを鎮めるには香りの高いシナモンやシソなどがよいでしょう。

File 50 肥満に対するアプローチ

〈肥満に用いる漢方薬〉

漢方薬	証	特徴的な症状
柴胡加竜骨牡蛎湯	実証	精神不安，動悸，めまい，のぼせ，不眠，イライラなど
大柴胡湯	実証	上腹部の圧迫感，便秘，耳鳴り，肩こり，疲労感など
通導散	実証	下腹部圧痛，便秘，月経不順，更年期障害，腰痛，便秘，高血圧など
桃核承気湯	実証	のぼせ，便秘，下腹部の抵抗感，圧痛，高血圧，月経不順，イライラなど
防風通聖散	実証	脂肪太り，便秘，高血圧，肩こり，尿量減少，高血圧，むくみなど
九味半夏湯	実証	むくみ，便秘，水太りなど
桂枝茯苓丸	虚実間証	のぼせ，めまい，下腹部の抵抗感，圧痛，月経異常など
五積散	虚実間証	肥満，胃腸炎，神経痛，冷え症など
防已黄耆湯	虚証	色白，虚弱，水太り，尿量減少，汗かき，むくみ，肥満傾向，疲労感など

〈肥満に効果的な養生〉

漢方薬を飲むだけで痩せるというわけではなく，生活の改善が必須

適度な運動

量を考える
たくさん噛む
和食のほうがよい

ストレスを
ためない

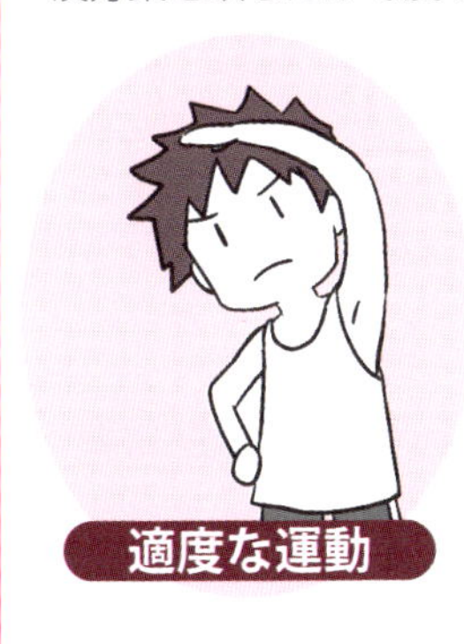

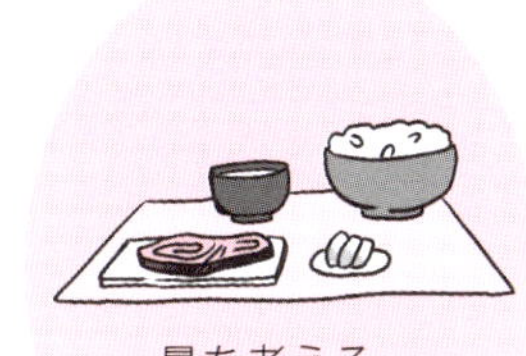

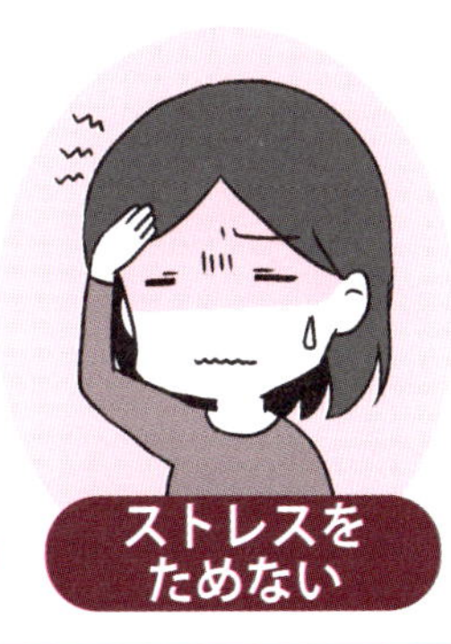

Chapter 6-8

糖尿病

糖尿病と合併症

糖尿病とは，血液中の血糖値が慢性的に高くなる病気です。血糖値を下げるホルモンであるインスリンの作用不足によって起こります。その原因となるのは食生活の乱れや運動不足，肥満などで，高血糖状態が続くと，様々な合併症を引き起こします。糖尿病性網膜症，糖尿病性腎症，神経障害，動脈硬化，高血圧，心臓病などです。

漢方薬は血糖値の数値そのものを低下させることはできません。インスリンの働きを補うためにインスリン注射を行いつつ，合併症予防のために漢方薬を使用します。

糖尿病に効果的な漢方薬

胃腸が丈夫な人には全身の倦怠感，四肢の冷え，しびれなどに効く**八味地黄丸**，**牛車腎気丸**を用い，糖尿病のいろいろな症状改善に用います。

胃腸が弱く，しびれや疼痛，冷感がある場合は，**桂枝加朮附湯**を用います。同様に胃腸が弱く疲労・倦怠感があり，排尿障害や勃起障害や神経症を伴うことがあれば**清心蓮子飲**を用います。

口渇を訴える場合は，**白虎加人参湯**や**五苓散**を用います。糖尿病の合併症である網膜症，腎炎，神経障害があるため，それぞれの症状に適切な漢方薬を選択しましょう。また糖尿病患者では，肥満や高血圧を伴うことも多くあります。

ただし，注意点として八味地黄丸と牛車腎気丸は生薬の構成が似ているので，併用は避けます。

糖尿病に効果的な養生

漢方では，のどが渇き，水分を欲しがり，排尿回数が多い状態を消渇といい，現在の糖尿病を指すといわれています。この原因となるのが食事の不摂生，ストレスによって肝機能が低下したり，腎機能の不調による腎虚などです。そのため，日ごろからバランスのとれた食生活を送ることがまず糖尿病の予防になります。水の不足を多飲多食で補うのではなく，肥満にならないように外食を控えめにしましょう。また，血糖値を下げる作用をもつ食材も積極的に摂るとよいです。ゴーヤには熱を冷ます効果や，ゴーヤ茶には血糖値を下げる作用もあります。また大豆に含まれるイソフラボンには血糖値を下げる作用もあります。

漢方

File 51 糖尿病に対するアプローチ

〈糖尿病に用いる漢方薬〉

漢方薬	証	特徴的な症状
五苓散	虚実不問	のどの渇き，尿量減少，むくみなど
大柴胡湯	実証	みぞおちから脇腹の抵抗感・圧痛，便秘，耳鳴り，肩こり，高血圧など
白虎加人参湯	実証	のどの渇き，多汗，多尿，顔のほてりなど
防風通聖散	実証	脂肪太り，赤ら顔，便秘，尿量減少，胸やけ，肩こり，高血圧など
桂枝茯苓丸	虚実間証	瘀血，頭痛，肩こり，のぼせ，めまいなど
牛車腎気丸	虚証	下半身の脱力感，しびれ，排尿障害，口の渇き，夜間頻尿，むくみ，かすみ目など
八味地黄丸	虚証	疲労感，冷え，排尿困難，残尿感，口の渇き，高血圧，かすみ目，下肢痛など

〈糖尿病に効果的な食材・養生〉

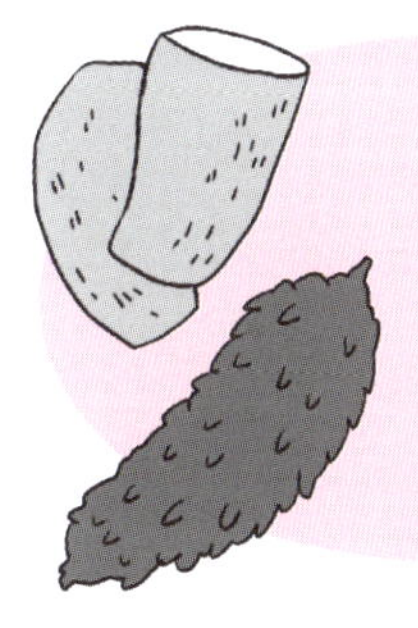

胃腸の消化を助ける
ヤマイモや血糖値を
下げるゴーヤを
積極的に摂りましょう

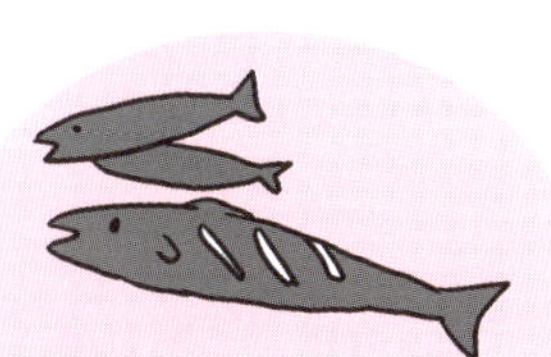

イワシやサンマなどの
青魚は血液をサラサラに
してくれます

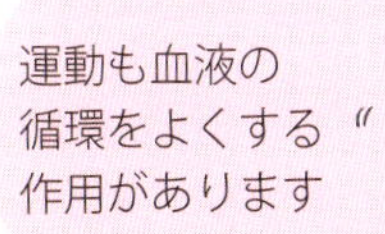

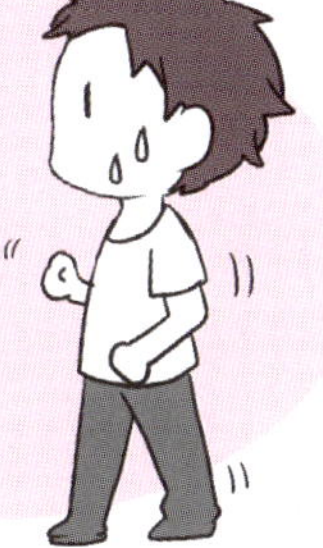

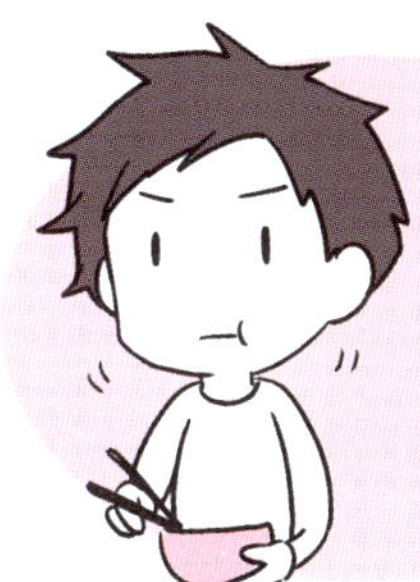

固いものや
消化しにくい
ものをよく
噛んで食べる
ことが大事です

Chapter 6-9

口・肌のトラブル

口の粘膜の炎症・口角のひび割れに効果的な漢方薬

口内炎は，口の粘膜や舌に炎症が起こる病気で，口角にただれ，ひび割れが起こる病気が口角炎です。

熱いものを食べたときにできたものなどはすぐ治ることが多いのですが，口内炎は細菌やウイルスが原因のものが多く，また，口は消化器官の入り口ですので，特に慢性胃炎など胃に何か問題があることが多いです。

口角炎は糖尿病やビタミンB欠乏症などで免疫力が低下しているときに生じやすくなっています。基本的にはうがいなどを頻繁に行って口を清潔に保つことが大切です。西洋薬ならビタミン剤や抗生物質などを服用します。

漢方薬の場合，口内炎や口角炎の部分治療ではなく，全身の状態に対する治療を行います。口内炎は特に長引いたり，繰り返したりすることが多いので，体質改善，胃腸機能の改善を目指していきます。

具体的には**六君子湯**や**香蘇散**などで胃腸の機能を整えると治ることがあります。がっちり体型でのぼせやイライラの強い人には**黄連解毒湯**，腹鳴など胃腸障害を伴う人には**半夏瀉心湯**を考えるのもよいでしょう。

肌荒れ・ニキビに効果的な漢方薬

肌荒れは，皮膚の表面がカサカサとして乾き，痒みを伴ったり，ツヤがなくなってしまった状態を指します。原因は様々です。特に口の周りの肌荒れは消化機能の不調によると考えられています。肌がカサカサして血が不足している血虚には，**当帰芍薬散**や**温経湯**が効果的です。貧血や冷え症の人にもおすすめです。

大人になってから出てくるニキビは，血熱や血が滞る瘀血が原因と考えられます。そのため，長時間の化粧だけでなく，飲食の不摂生，ビタミン不足，代謝異常，胃腸機能の低下，月経障害などもニキビができる原因となります。桂枝茯苓丸や薏苡仁が加わった**桂枝茯苓丸加薏苡仁**を選択します。下腹部痛やめまいを伴う場合にもよいでしょう。

口・肌のトラブルに効果的な養生

口や肌の腫れものだから，軟膏を塗ればいいというものではありません。一時的によくなったとしても，根本的な解決ではないので，またすぐ再発してしまいます。食生活の改善がポイントですので，ビタミンやたんぱく質を摂取して，外食は控えめにしましょう。

漢方

File 52 口・肌のトラブルに対するアプローチ

〈口内炎・口角炎に用いる漢方薬〉

漢方薬	証	特徴的な症状
黄連解毒湯	実証	顔が赤い，のぼせ，イライラ，出血など
黄連湯	実証	上腹部が重い，吐き気，嘔吐，食欲不振など
半夏瀉心湯	虚実間証	みぞおちのつかえ，吐き気，嘔吐，食欲不振，腹鳴，軟便など
補中益気湯	虚証	体力がない，疲労，食欲不振，倦怠感など

〈肌荒れ・ニキビに用いる漢方薬〉

漢方薬	証	特徴的な症状
十味敗毒湯	実証	みぞおちから脇腹にかけての圧痛，患部の乾燥，化膿傾向など
清上防風湯	実証	患部が赤い，化膿など
桂枝茯苓丸	虚実間証	のぼせ，めまい，頭痛，肩こり，肌荒れ，月経異常など
桂枝茯苓丸加薏苡仁	虚実間証	のぼせ，冷え，肩こり，下腹部痛，月経異常，肌荒れなど
当帰芍薬散	虚証	血色不良，下腹部痛，倦怠感，冷え，むくみなど
温経湯	虚証	手足のほてり，唇の乾き，更年期障害，冷え，肌荒れなど

〈口・肌のトラブルに効果的な食材・養生〉

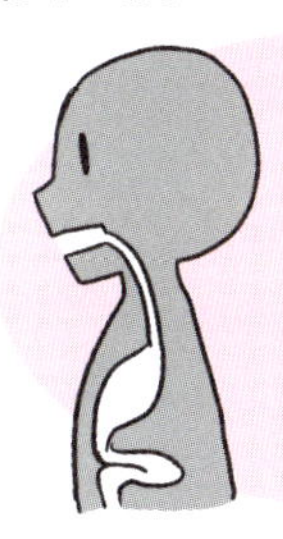

口と胃腸はつながっているので胃腸の機能低下が口や肌のトラブルにつながります

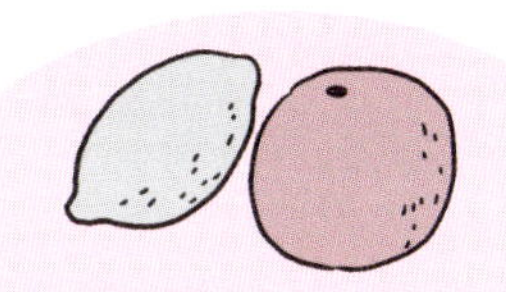

レモンなどフルーツでビタミンを補います

Chapter 6-10 更年期障害

更年期障害の症状と治療

女性の閉経期前後の数年間を更年期といいます。普通45〜55歳の約10年間のことだと考えられています。

この時期は，ホルモンの分泌機能が衰えるため，月経が不規則になり，やがて閉経します。それに伴って起こる様々な身体的・心理的な障害を更年期障害といいます。具体的にはのぼせ，顔面紅潮，発汗，動悸，肩こり，冷え症，高血圧，頭痛，耳鳴り，疲労感などの自律神経症状のほか，不眠，うつ，のどのつかえなどの症状があらわれます。肥満，やせ，むくみなども起こりやすくなります。

漢方医学では，更年期障害は血の異常など，気血水のバランスが崩れて起こるものと考えられています。

顔や頭がほてったり，動悸，ふらつくなどの症状は，気逆によるもの，下腹部の不調や手足の冷えについては，血が滞る瘀血が原因となって起こります。さらに，水分が体に滞る水毒がからむと，頭痛やめまいという症状が出てきます。

更年期障害に効果的な漢方薬

西洋医学ではその場合，ホルモン補充療法が中心となります。これは不足した女性ホルモンを補う治療法ですが，漢方薬もとても有効です。特に精神的な症状に対しては，心身一如とする漢方薬が効果的で，身体と心を同時に治療していきます。

のぼせ感があって，疲れやすく，精神的な不安やいらだちを感じる場合には**加味逍遙散**を用います。手足のほてりと肌荒れ，口唇の乾燥がある場合には**温経湯**，めまいやのぼせを訴えたり，精神的な症状がある場合には**女神散**などを使用します。

更年期障害に効果的な養生

更年期障害のときに積極的に摂りたい食材は，血の流れをよくする食べ物，気の巡りをよくする食べ物などです。具体的には，瘀血を治すためのサフラン，気の巡りをよくするシソなどです。温かい飲み物に入れたりスープにして摂るのがよいでしょう。体を温める玉ねぎ，ニラ，パセリ，生姜，唐辛子なども効果があります。また，大豆製品は女性ホルモンに作用するので，積極的に食べることをおすすめします。

File 53 更年期障害に対するアプローチ

〈更年期障害に用いる漢方薬〉

漢方薬	証	特徴的な症状
通導散	実証	下腹部に圧痛，便秘がち，月経痛，めまい，のぼせなど
桃核承気湯	実証	下腹部の抵抗感や圧痛，のぼせ，めまい，不眠，便秘，イライラなど
女神散	実証	のぼせ，めまい，頭痛，不安，不眠，肩こりなど
温清飲	虚実間証	皮膚の色つやが悪く乾燥しがち，のぼせ，貧血など
加味逍遙散	虚実間証	更年期障害，めまい，肩こり，疲れやすい，精神不安，イライラなど
桂枝茯苓丸	虚実間証	のぼせ，下腹部の抵抗感，足の冷え，肩こり，頭痛，めまいなど
五積散	虚実間証	寒さや湿気による腰痛，足の痛み，疲れやすい，下半身の冷えなど
温経湯	虚証	ほてり，唇の渇き，下腹部の冷え，下痢，頭痛，肌荒れなど
四物湯	虚証	皮膚の色つやが悪い，皮膚が乾燥している，貧血など
当帰芍薬散	虚証	貧血，疲労感，冷え，頭痛，肩こり，耳鳴り，動悸，むくみなど

〈更年期障害に効果的な食材〉

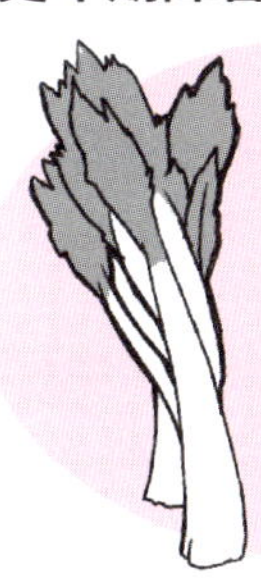

セロリなどのセリ科の野菜を摂りましょう
頭痛やストレスからくる血圧上昇などを解消します
特有の香りは不眠にも効果的です

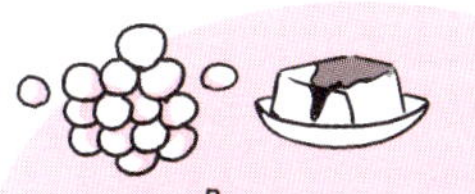

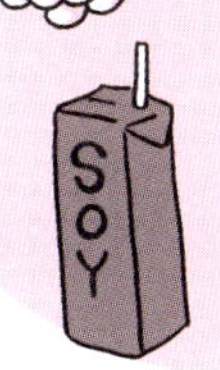

大豆食品に含まれるイソフラボンは更年期障害や骨粗しょう症の改善に役立ちます

Chapter 6-11

貧血

貧血の症状

貧血とは，血液中のヘモグロビン濃度が低下した状態を指します。ヘモグロビンの働きは酸素の運搬になりますので，全身の臓器が酸素欠乏状態に陥ります。その結果，顔色が青ざめ，心悸亢進，息切れ，発熱，頭痛，耳鳴り，疲労感などの症状があらわれます。その中でも，女性は鉄欠乏症貧血が多いとされています。こちらは血液中の鉄分が不足して起こる貧血で，鉄分はヘモグロビンがつくられるときに必要になります。

治療法としては，まず出血がある場合，それを抑えることが第一になります。慢性的に出血していて鉄分が不足している場合，食事だけでは鉄分を摂取しても不足するため，鉄剤を服用して失った鉄を補給します。

貧血に効果的な漢方

漢方医学的な病態概念に気・血・水がありますが（30p参照），血は血液に近い概念であり，貧血とそれによる症状は血が不足した「血虚」の状態に当たります。

貧血に対する基本方剤として**四物湯**があります。四物湯は，出血を抑えて，血の巡りをよくします。血虚の人にはこの薬を基本とした漢方薬が用いられます。また，四物湯単独で使われることより，**十全大補湯**や**芎帰膠艾湯**など四物湯を含む漢方薬として用いられることが多いです。

ただし，地黄が配合されているため，胃腸が弱い人には注意して用います。

貧血に効果的な食養生

貧血は血虚が原因と先ほど述べましたが，低血圧で，朝起きるのがつらく，立ちくらみやふらつきやすいタイプの人や，月経時に出血量が多い人は，造血作用のある鉄分が不足していると考えられますので，鉄分を積極的に摂取します。野菜では，ホウレンソウや小松菜などに植物性鉄分とビタミンCが豊富に含まれています。また，レバーは鉄分を豊富に含み，鉄分の吸収をよくするビタミン類も含んでいます。これらの食事がなかなか摂れない場合は鉄剤などで補いましょう。

貧血に加えてむくみやだるさを感じる人は，プルーンがおすすめです。鉄分や葉酸を豊富に含み，血を補って身体の潤いを高めます。ドライプルーンなら毎日手軽に摂ることもできます。

File 54 貧血に対するアプローチ

〈貧血に用いる漢方薬〉

漢方薬	証	特徴的な症状
四物湯	虚証	顔色が悪い，皮膚が乾燥している，皮膚が荒れている，月経異常，冷えなど
芎帰膠艾湯	虚証	出血，過多月経など
当帰芍薬散	虚証	顔が青白い，めまい，月経異常，むくみ，冷えなど
十全大補湯	虚証	疲れやすい，倦怠感，冷えなど
人参養栄湯	虚証	疲れやすい，倦怠感，冷え，咳など
帰脾湯	虚証	食欲不振，精神不安，不眠など
加味帰脾湯	虚証	精神不安，不眠，抑うつ，食欲不振など
六君子湯	虚証	胃もたれ，胃部膨満感，吐き気，食欲不振，倦怠感など
温経湯	虚証	ほてり，唇の渇き，下腹部の冷え，下痢，頭痛，肌荒れなど

〈貧血に効果的な食材〉

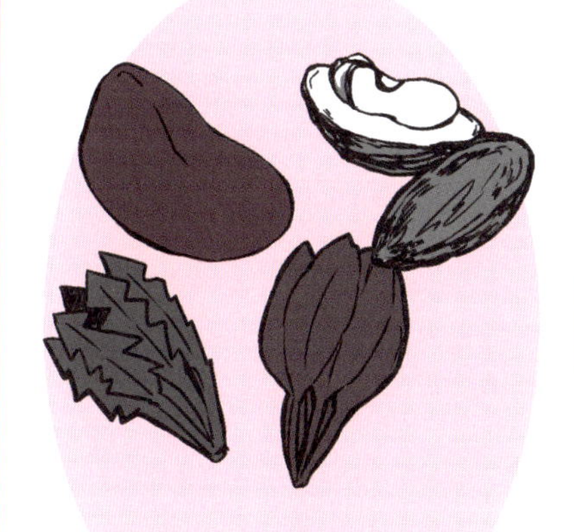

レバー，牡蛎，ホウレンソウ，小松菜などには鉄分が豊富に含まれています

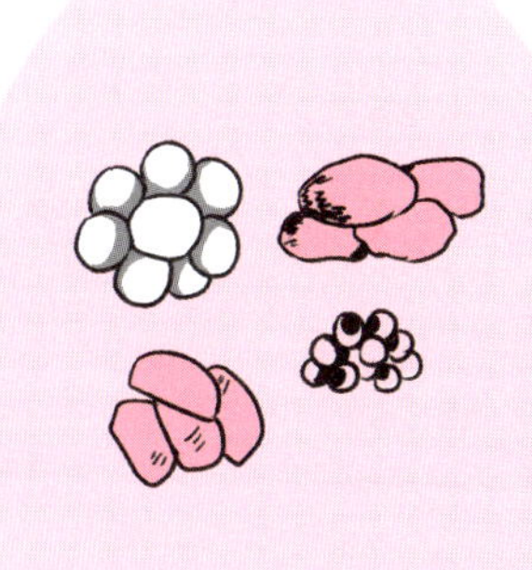

ドライフルーツやブルーベリー，プルーン，レーズンなど自然の甘味や酸味をもつ食材も摂りましょう

Chapter 6-12

頭痛

慢性頭痛には漢方薬が用いられる

頭部に起こる痛みを頭痛といいますが，痛み出した時期，頻度，痛みの強さによって診断は変わってきます。頭痛の原因はストレス，睡眠不足，目の疲れ，高血圧，低血圧，月経異常などいろいろと考えられますが，くも膜下出血や脳腫瘍など，脳の病気も考えられますので，そうした場合はすぐに西洋医学的な治療を受けなければいけません。

漢方薬が効果的なのは，その中でも繰り返し起こる慢性頭痛に対してです。慢性頭痛には，ズキンズキンという強い痛みが発作的に起こる片頭痛と，頭全体が締め付けられるように痛む緊張型頭痛などがあります。女性の場合は，月経時に随伴して起こる場合もあります。

頭痛に効果的な漢方薬

漢方薬を使用する場合，頭痛が片頭痛なのか，緊張型頭痛なのかを見極め，「気・血・水」などを考慮して選択されます。そのため器質的疾患の除外診断をまず行ったうえで，頻度として多い片頭痛と緊張型頭痛を中心に随伴症状を参考にして漢方薬を選択します。

特に，胃腸が弱い脾虚タイプかどうかによって選択する漢方薬も変わってきます。胃腸が弱い人は，胃腸に冷えを生じ，それが原因となって水の停滞から頭痛を起こします。胃腸が弱いわけではない人は，首や肩のこりからくる頭痛があります。また，天気の変動で頭痛を起こす場合は水毒が原因だと考えられます。片頭痛の場合，冷えがあり悪心・嘔吐を伴う人には**呉茱萸湯**を用います。口が渇いたり，むくみ，尿量が減り天候によって頭痛が起こる人には**五苓散**などを用いるのがよいでしょう。

緊張型頭痛の場合，胃腸が丈夫で，項部のこりがある人は**葛根湯**が発汗を促進し，痛みを和らげます。早朝に頭痛があるものは**釣藤散**，胃腸が弱くてめまい，むくみなどを伴う人には**半夏白朮天麻湯**などを用います。

頭痛に効果的な養生

胃腸が弱く，冷えから頭痛を生じる人は，体を温め，気の巡りをよくすることが大事です。ショウガや長ネギなどは体を温める効果があります。水毒タイプの人は，水分代謝を促す小豆，キュウリ，昆布，冬瓜などを摂るとよいでしょう。また，チョコレートやチーズ，赤ワインをたくさん摂取すると，頭痛を起こす場合がありますので注意が必要です。

漢方

File 55 頭痛に対するアプローチ

〈頭痛に用いる漢方薬〉

漢方薬	証	特徴的な症状
五苓散	虚実不問	口の渇き，悪心，嘔吐，腹痛，下痢，めまい，むくみ，尿量減少，片頭痛，緊張性頭痛など
川芎茶調散	虚実不問	かぜ初期に起こる頭痛，悪寒，関節痛など
黄連解毒湯	実証	のぼせ気味で赤ら顔，不眠，動悸，めまい，口の渇き，胃のつかえ，吐き気など
葛根湯	実証	かぜの初期，肩や首のこり，扁桃炎，神経痛，じんましんなど
葛根加朮附湯	実証	首や肩こり，緊張型頭痛など
桂枝茯苓丸	虚実間証	のぼせ，肩こり，下腹部痛，頭痛など
釣藤散	虚実間証	肩こり，めまい，のぼせなどがある中年以降の片頭痛，緊張型頭痛など
桂枝人参湯	虚証	胃腸が弱い，頭痛，動悸，慢性胃腸炎，胃アトニーなど
呉茱萸湯	虚証	手足の冷え，肩こり，嘔吐，片頭痛，緊張型頭痛など
半夏白朮天麻湯	虚証	胃腸が弱い，手足の冷え，めまい，片頭痛，緊張型頭痛など

〈頭痛に効果的な食材・養生〉

ショウガ，
トウガラシ，
長ネギ，
サンショウなど，
体を温める食材で
冷えを改善しましょう

首や肩のこりから頭痛を
生じる場合，適度なマッサージをしましょう

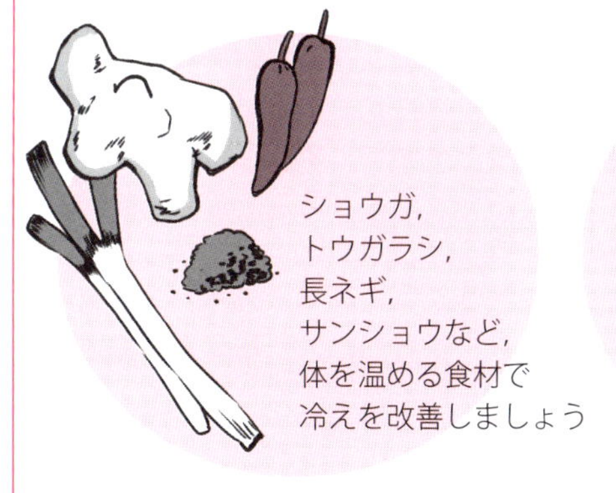

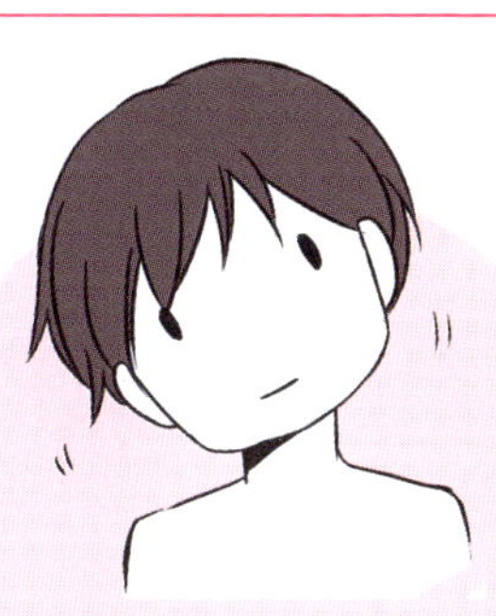

Chapter 6-13 月経異常

月経痛，月経不順など月経に関する症状

月経痛は月経時，またはその直前から起こる下腹部や腰の痛みのことをいいますが，その痛みが過度に起こる場合や，もしくはそれ以外にも頭痛や吐き気，イライラなどを起こすことがあります。

成人女性の一般的な月経周期は25～38日，月経持続日数は3～7日ですが，この範囲から大きく外れる場合は月経不順といいます。それ以外にも月経血の量が多すぎたり，少なすぎたりすることもあります。

これらの月経異常については，主にストレス，精神的な不安，環境の変化，体重の増減などが関係していると考えられます。子宮の病気やホルモンの分泌異常も要因として挙げられます。

月経異常に効果的な漢方薬

漢方医学では，月経異常の症状は血の異常から起こるもので，そこから気・血のバランスが乱れて起こった状態と考えられます。瘀血や血虚が月経痛をもたらし，むくみなどの水毒症状，気滞によるイライラなどが起こります。

冷え症で水毒傾向がある人には**当帰芍薬散**，のぼせ，肩こり，下腹部痛があるものには**桂枝茯苓丸**を用います。便秘があり，イライラなど精神不穏症状がある場合には**桃核承気湯**を使用します。月経時の痛みには**芍薬甘草湯**を頓用で使うのがよいでしょう。

月経異常に効果的な食養生

冷え症でやせ型，血虚や瘀血タイプの人は，血の巡りを高める食材を積極的に摂りましょう。イワシやサンマなどの青魚がよいでしょう。五性五味でいうところの温熱や辛味の食材，玉ねぎやエシャロットなどの野菜も有効です。

月経前のむくみがみられる人は，体に水がたまっている水毒症状と考えられます。このような人は，利尿効果の高い大根やアサリ，冬瓜などを食べるとよいでしょう。ただし，これらの食材は体を冷やす効果もあるため，加熱調理をすることでその効果を打ち消します。

月経前のイライラや不安など，精神的な症状がみられる場合は，気滞タイプと考えられます。柑橘系などの香りがある食材を食べて気の巡りをよくすることがポイントです。

File 56 月経異常に対するアプローチ

〈月経異常に用いる漢方薬〉

漢方薬	証	特徴的な症状
通導散	実証	みぞおち付近の抵抗感・圧痛，便秘，頭痛
桃核承気湯	実証	便秘，のぼせ，下腹部の抵抗感や圧痛，めまい，イライラなど
女神散	実証	のぼせ，めまい，精神不安，動悸，不眠，頭痛，肩こりなど
温清飲	虚実間証	皮膚の乾燥，つやが悪い，のぼせなど
加味逍遙散	虚実間証	疲れやすい，不安，不眠，イライラ，頭痛，肩こりなど
桂枝茯苓丸	虚実間証	冷え，のぼせ，下腹部痛，肩こり，頭痛など
温経湯	虚証	手足のほてり，口唇の渇き，下腹部の冷え，肌荒れなど
当帰芍薬散	虚証	虚弱，冷え症，貧血，疲労感，顔色が悪い，下腹部痛，頭重，めまい，むくみなど

〈月経異常に効果的な食材・養生〉

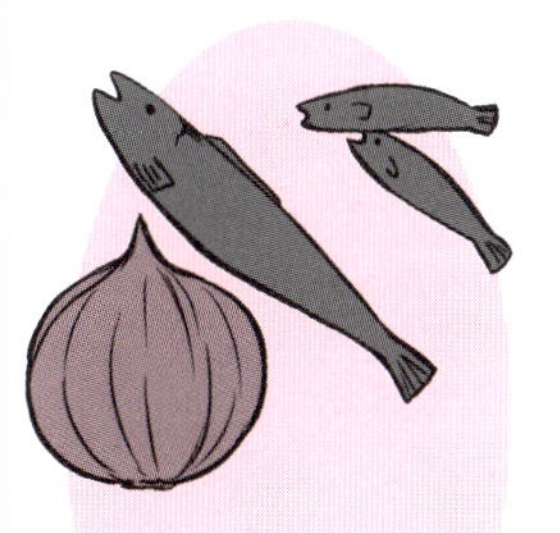

青魚は血をサラサラにします。温性や熱性の食材も体を温めるのによいです

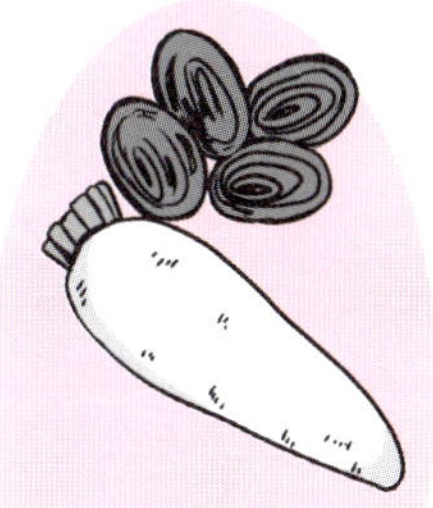

大根やアサリなど利尿効果のある食材を摂って水の流れをよくします

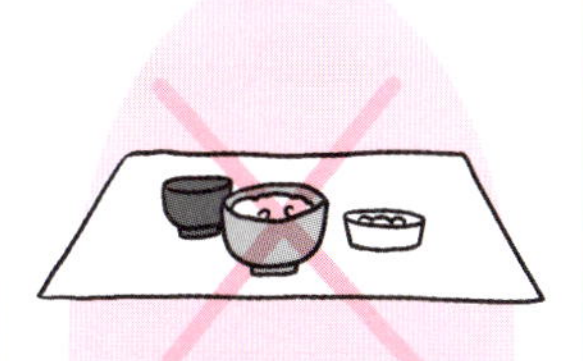

過度なダイエットは月経異常の原因を引き起こすので止めましょう

Chapter 6-14

疲労感

疲労は気虚のあらわれ

過労や睡眠不足の生活が続くと，疲れや倦怠感を感じるようになります。それだけではなく，高血圧や低血圧，貧血，胃腸の病気，精神疾患，更年期障害，月経前，妊娠など，様々な原因から疲労を感じたり，また疲れやすくなったりします。

漢方医学的には，疲労や倦怠感は全身の気が不足している気虚の状態だと考えられます。また，気虚が続くことによって，体内の血が滞って瘀血状態になったり，体液や分泌液が滞る水滞の状態になり，さらにひどい疲労感に見舞われます。肉体的な疲れだけではなく，無気力や不眠，不安など精神的な症状がある場合は，体内で気が滞っている状態，気滞と考えます。そのため，その人の症状によって気虚や瘀血，水滞，気滞を改善するために漢方薬を選択します。

疲労感に効果的な漢方薬

疲労の中でも一番多い原因である気虚の状態は，体内の気が不足して起こります。**補中益気湯**や**人参養栄湯**などを選択して，気を補います。さらに消化機能の改善にも役立ちます。体力がない人は滋養強壮効果の高い**十全大補湯**を選びましょう。冷えや貧血を解決します。

不安感，無気力など精神的な症状を伴う場合は，気を循環させるために**加味帰脾湯**を選択します。胃腸が弱い人は**香蘇散**がよいでしょう。また，加齢により腎機能が低下している人は，腰痛や下半身の脱力感なども伴います。疲労以外にも冷えや腰痛，排尿障害などが見られる場合には，腎機能を補う**八味地黄丸**を選択するとよいでしょう。

疲労に効果的な食養生

胃腸の働きを活発にさせるためには，ヤマイモや長イモがおすすめです。消化酵素を含むので，胃に優しいです。また，精神症状を伴う疲労感が強い人は香りの高いシソや柑橘類などを摂りましょう。梅干しや黒酢なども肝機能を補うことができます。腎機能の低下にはコラーゲンを多く含む食材を積極的に摂るようにしてください。

File 57 疲労感に対するアプローチ

〈疲労感に用いる漢方薬〉

漢方薬	証	特徴的な症状
加味帰脾湯	虚証	虚弱，貧血，精神的な不安，神経症など
帰脾湯	虚証	虚弱，血色が悪い，貧血，不眠症など
牛車腎気丸	虚証	疲労感，四肢の冷え，口渇，下肢痛，目のかすみ，痒み，むくみなど
柴胡桂枝乾姜湯	虚証	微熱，発汗，疲労感，食欲不振，動悸，不眠症，神経症など
四物湯	虚証	貧血，冷え症，更年期障害，月経障害など
十全大補湯	虚証	貧血，冷え，栄養不良，疲労感など
小建中湯	虚証	虚弱，疲労感，動悸，腹痛など
清暑益気湯	虚証	暑気あたり，食欲不振，夏やせなど
人参養栄湯	虚証	体力低下，微熱，咳，倦怠感，食欲不振，精神不安，不眠など
八味地黄丸	虚証	倦怠感，四肢の冷え，ほてり，排尿障害など
補中益気湯	虚証	虚弱，消化器の衰え，体力低下，倦怠感，夏やせ，貧血など

〈疲労感に効果的な食材・養生〉

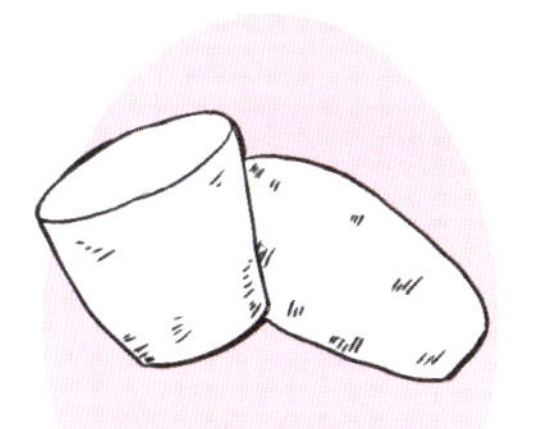

消化酵素を含む
ヤマイモや長イモを
積極的に摂ります

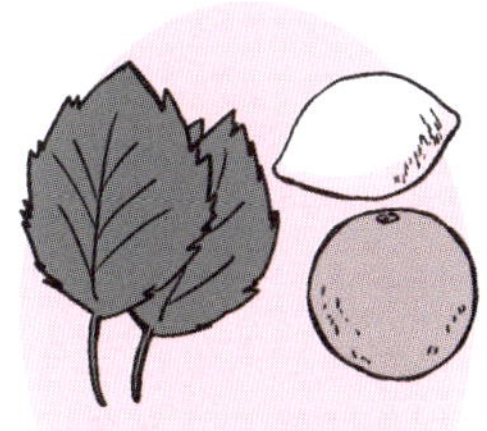

シソや柑橘類など
香りの高い食材は
気の巡りをよくします

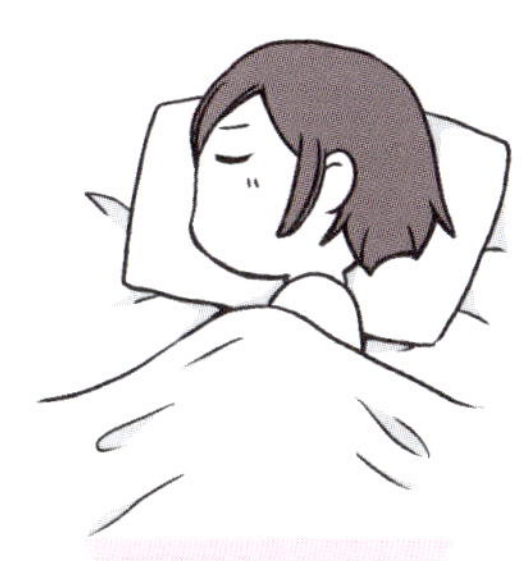

睡眠をしっかりとる
のが何より大事です

Chapter 6-15

便秘

便秘の症状

便秘は，3日以上排便がない状態，または毎日排便があっても便が硬くスムーズでない，残便感がある状態とされています。その原因から，慢性腸炎，腸閉塞，大腸がんや痔などの器質性便秘と，機能性便秘の2つに分けられます。機能性便秘は内容物を肛門に送る大腸の機能の異常によって起こるもので，臨床で多くみられる便秘です。治療するには，便や血液の検査を行い，器質性疾患が認められた場合，その原因となる病気の治療が必要とされます。機能性便秘の場合は不規則な生活リズムやストレスなどが原因となる場合も多いので，生活習慣を見直すことで改善します。

便秘に効果的な漢方薬

便秘に漢方薬を用いる場合，便秘の改善のみを目的とする場合と，他の症候に付随して起こった便秘に対して用いる治療で分けられます。

便秘の改善を目的に服用する場合，体格ががっちりしてのぼせやすいタイプにはセンノシド類を主成分とする大黄を含む漢方薬（**大黄甘草湯**など）を考慮し，やせ型で顔色が悪い人やけいれん型の便秘には芍薬を含む処方（麻子仁丸など）を考えます。

高齢者には**潤腸湯**や**麻子仁丸**を用います。

体力がある人では，西洋薬・漢方薬のどちらも用いられます。高血圧で肥満者に対しては，**大柴胡湯**や**防風通聖散**が用いられます。

体力がなく，やせている人は漢方薬が第一選択で用いられることがあります。腹部が膨満して，腹痛，しぶり腹がある場合には**桂枝芍薬湯**に大黄を加えている**桂枝加芍薬大黄湯**が適しています。

便秘に効果的な養生

便意を我慢したり，不規則な生活を続けていると，便意を起こす感度が鈍り，便秘になりやすくなります。まずは規則正しい食事をすること，特に朝食を抜かないようにしてください。水分はしっかり摂り，食物繊維の多い野菜や海藻類，イモ類を食べましょう。ダイエット時の油抜きの食事が便秘につながることも多いので，油も適度に摂ることが大事です。適量のアルコールは腸の刺激にもなり，便通をよくしてくれます。

漢方

File 58

便秘に対するアプローチ

〈便秘に用いる漢方薬〉

漢方薬	証	特徴的な症状
大柴胡湯	実証	みぞおちから両わき腹にかけての抵抗感や圧痛，便秘，下痢，耳鳴り，疲労感など
桃核承気湯	実証	月経異常，下腹部の張り，のぼせ，冷えを伴う肥満型の便秘
防風通聖散	実証	皮下脂肪型肥満，慢性便秘，尿量減少，肩こり，高血圧など
乙字湯	虚実間証	便秘による肛門痛，出血，痒み，便が硬い，痔など
大黄甘草湯	虚実間証	胃腸が丈夫，体力がある人の慢性便秘
桂枝加芍薬大黄湯	虚証	体力が低下している，腹部膨満感，腹痛，しぶり腹など
潤腸湯	虚証	高齢者の弛緩性便秘，けいれん性便秘，ウサギのような硬い便など
小建中湯	虚証	子どもの便秘，神経過敏，腹痛
麻子仁丸	虚証	高齢者や体力の衰えで排便する力の弱い人

注意点：大黄が含まれている漢方薬が多いため，副作用の発現に注意します。大黄には即効性があり，腹痛や下痢の副作用があらわれた場合は，服用量を減らす，または他の漢方薬にしましょう。
大黄が含まれている漢方薬は腸内細菌叢により代謝されて効果を発揮するので，腸内細菌叢の状態に注意する必要があります。

〈便秘に効果的な食材・養生〉

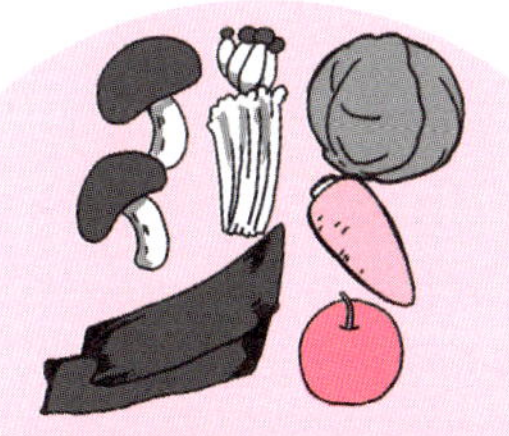

キノコ，野菜，海藻類など
食物繊維を多く含む食品を
食べましょう

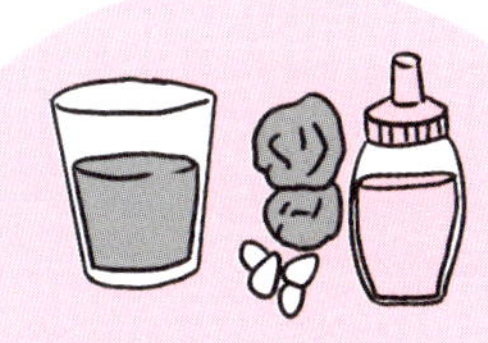

水分をしっかり摂り
身体を潤す効果のある
くるみや松の実，はちみつ
などを摂るのも効果的です

Chapter 6-16

冷え症

女性に多い冷えとのぼせ

特に女性に多いのがこの「冷え」で，手・足・腰など特定の部分にのみ冷たさを感じる症状のことです。冷えから痛みを感じたり，冷えによって悪化する病気も出てきます。そのため，冷えを改善することで心身の不調や病気の悪化を防ぐことにもなります。その原因としては，体質によるものもありますが，環境や食生活，服装なども挙げられます。冷えが起こるメカニズムとしては，血液の循環を調節している自律神経系の働きが鈍り，末端の血流量が減少することによります。

漢方医学では，気・血のバランスが崩れることで，様々な病態を起こしますが，冷えも同時に起こることがあります。手足が冷える場合は，体内の血の巡りが悪くなっている瘀血の状態だと考えられます。また，ストレスは自律神経の乱れを引き起こし，気の流れを悪くします。こうなると，手足などの末端は冷えて，上半身は逆にのぼせるなどの症状を引き起こします。

更年期には冷えとのぼせが同時に起こることもあります。

冷え症に効果的な漢方薬

上半身がのぼせるものには**五積散**，腰が重く冷えるものには**苓姜朮甘湯**，手足が冷えてしもやけになりやすいものには**当帰四逆加呉茱萸生姜湯**，胃腸が弱くて陳旧性の痛みには**桂枝加苓朮湯**などを用います。

瘀血と関係する冷え症には**加味逍遙散**や**桂枝茯苓丸**がよいでしょう。老化や動脈硬化に関連したものには**八味地黄丸**，さらに下肢のしびれやむくみがある場合は**牛車腎気丸**などを使用します。

冷え症に効果的な食養生

瘀血の状態で，手足が冷える場合は，血行不良を治すために体を温める食材を積極的に摂るようにしましょう。ショウガやニラ，トウガラシ，サンショウなどは体を温める食材ですので，調味料などで加えるとよいでしょう。

また，下半身は冷えて，上半身はのぼせの状態がある人は，シナモンなど頭部の気を下げるような食材を摂ります。ホタテやアサリなどの貝類，豆腐や豆乳などがおすすめです。また，普段からストレスをため込まないように「適切な食事・睡眠・運動」を心がけてください。

漢方

File 59 冷え症に対するアプローチ

〈冷え症に用いる漢方薬〉

漢方薬	証	特徴的な症状
四逆散	実証	下腹部痛，胃痛，不安，不眠，うつ状態，手足の冷えなど
加味逍遙散	虚実間証	疲れやすい，不安，便秘，冷えなど
桂枝茯苓丸	虚実間証	赤ら顔，下腹部に抵抗感や圧痛，冷えやのぼせなど
五積散	虚実間証	更年期障害，腰痛，下腹部痛，下肢の痛みを伴う冷え
大建中湯	虚証	腹痛，腹部膨満感の足腰や腹部の冷え
当帰四逆加呉茱萸生姜湯	虚証	腹部軟弱，下腹部痛，腰痛，のぼせ，しもやけなど
半夏白朮天麻湯	虚証	胃腸が弱く，頭痛，頭重，めまい，立ちくらみを伴う冷え
苓姜朮甘湯	虚証	頻尿，特に腰や下肢に冷え
温経湯	虚証	神経症，冷え症，手足のほてり，更年期障害，角皮症など

〈冷え症に効果的な食材・養生〉

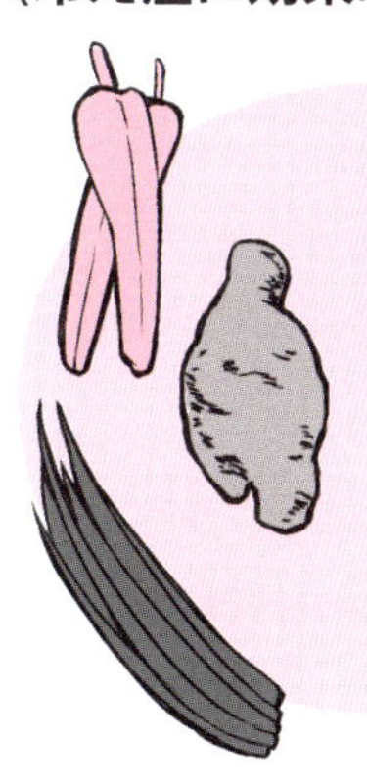

カラダを温める
食材を積極的に
摂りましょう
ショウガ，ニラ，
トウガラシ，
サンショウなどが
よいでしょう

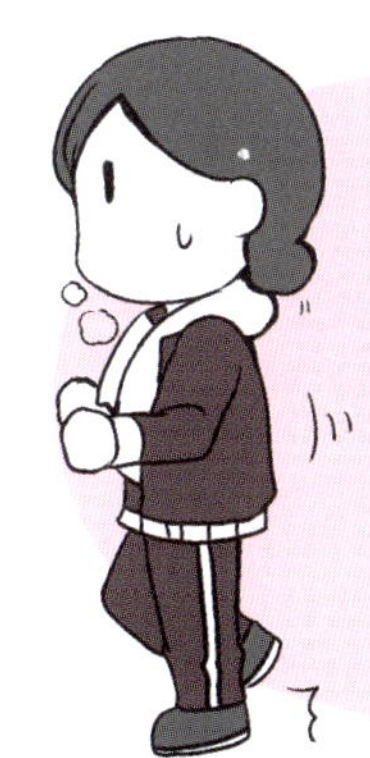

適度な運動をして
代謝を高めると
血の流れが
改善されます

Chapter 6-17

肩こり

慢性肩こりは漢方も有効

肩こりとは，首，肩，背中にかけて広がる痛みやこわばりなどの違和感のことをいいます。その原因には，姿勢の不良，筋肉の使いすぎ，血行不良，加齢など様々なものがあり，近年では長時間のデスクワーク，主にパソコンのしすぎで肩こりを訴える人が増えています。首や肩の筋肉が緊張し，疲労するために起こるといわれています。

筋肉の緊張によって起こる肩こりであれば，肩の運動を定期的に行ったり，肩を休めることで治すことができます。慢性肩こりの場合，治療は対症療法が主流であり，主に筋弛緩薬や湿布薬が用いられますが，漢方薬もよく用いられます。また，肩関節周囲炎は，いわゆる五十肩といわれるもので，肩こりのような症状を示すこともあり，治療に漢方薬が用いられることもあります。

漢方医学では，肩こりは気と血の停滞が原因であると考えることがあります。女性に多いのは瘀血から生じる肩こりで，頭痛や自律神経失調症などを伴うこともあります。イライラなどを伴う場合は，気滞状態と考えられます。

肩こりに効果的な漢方薬

肩こりに最もよく処方されるのは**葛根湯**です。構成生薬である葛根，麻黄，芍薬は痛みを和らげ，筋肉のこりを解消します。ただし葛根湯は比較的体力がある人に向いているため，体力がない人は**桂枝加朮附湯**を使用します。胃腸が弱く，天候によって悪化したりする肩こりに効き，気血の巡りをよくします。

女性の肩こりには**当帰芍薬散**が用いられます。また，ストレスや怒り，イライラ，精神不安，不眠などが肩こりの悪化につながることがあります。これは肩部の気血の流れが悪くなることによるため，**加味逍遙散**や**大柴胡湯**で自律神経を安定させて，気血の巡りをよくします。

肩関節周囲炎による肩こりには，**二朮湯**や**治肩背拘急方**などが用いられます。葛根湯には麻黄が含まれており，特に高齢者で胃もたれ，食欲不振，下痢などの副作用が出やすくなるので注意が必要です。

肩こりに効果的な養生

瘀血から生じる肩こりの場合，体を温めて血行をよくすることでバランスを整えます。ニンニク，ショウガ，シナモンなどを摂りましょう。

イライラが伴う気滞の状態では，シソやミントなどの香りがある食材や柑橘系を食べましょう。ほかにも，温性食材は体を温めるので肩こりに効果があります。

File 60 肩こりに対するアプローチ

〈肩こりに用いる漢方薬〉

漢方薬	証	特徴的な症状
葛根湯	実証	上半身の神経痛，首の後ろから肩，背中にかけてこる，胃腸が丈夫で下痢をしない，汗があまり出ないなど
大柴胡湯	実証	便秘，上腹部の圧迫感，便秘，下痢，耳鳴り，首の両側から肩にかけてのこり，疲労感など
桂枝茯苓丸	虚実間証	下腹部に抵抗感と圧痛がある人，月経異常など
芍薬甘草湯	虚実間証	けいれん，筋肉痛，関節痛などのある人
二朮湯	虚実間証	肩こり，四十肩，五十肩，神経痛などのある人
治肩背拘急方	虚実間証	肩こり，背の痛み，肩の痛みなど
桂枝葛根湯	虚証	首の後ろから肩，背中にかけてこる，汗が出ない人など
桂枝加朮附湯	虚証	虚弱，冷え症の人の神経痛，関節痛など
桂枝加苓朮附湯	虚証	虚弱，尿量減少，むくみ，関節痛，神経痛など
当帰芍薬散	虚証	顔色が青白く，疲れやすい，冷え症，むくみ，頭重，めまいなど

〈肩こりに効果的な食材・養生〉

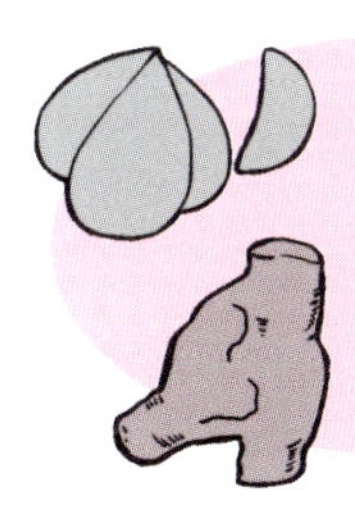

ニンニク，ショウガ，ニラなど，身体を温める食材は，血行をよくすることでこりを和らげます

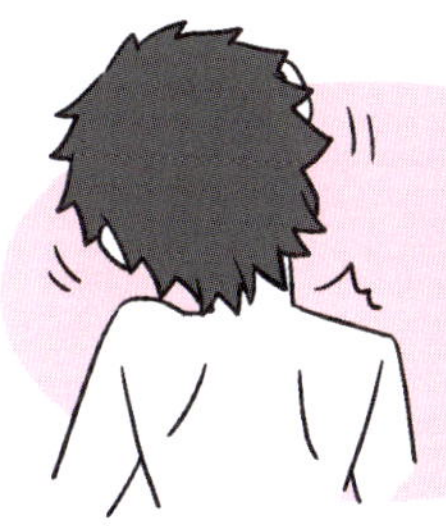

長時間同じ姿勢は避けて，体をほぐすようにしましょう

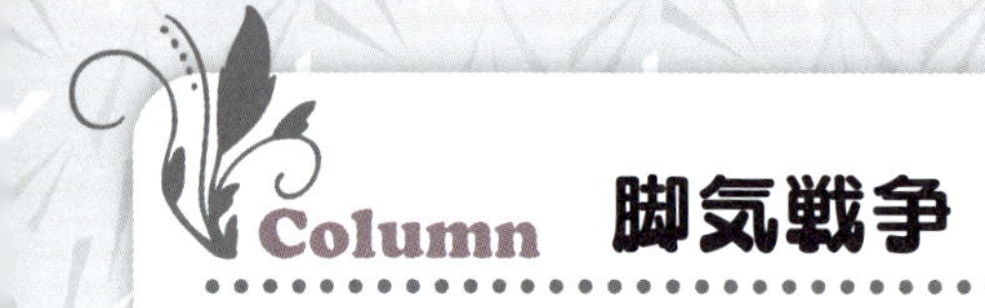

Column 脚気戦争

今では珍しい脚気という病気ですが，明治時代には精米された白米が食され，脚気患者が増加の一途をたどっていました。そこで明治 11 年，東京の官立脚気病院で，西洋医学と漢方の医者が，二つの病棟に分かれて脚気患者の治療にあたりました。当時はまだ脚気の原因がビタミン B1 の欠乏とは判明しておらず，西洋医学では治療法の研究も進んでいませんでした。欧米人はパンを食し，パンは白米に比べてビタミン B1 が含まれているので，日本人に比べて脚気は大変まれな病気だったこともあります。

漢方の医者は経験的に麦飯や小豆飯が脚気に効くと知っていたこともあり，患者に麦飯や小豆のスープなどを摂らせて食事療法を行いました。結果として，漢方医学は治療成績を上げ，西洋医学は完敗することになりました。

これは漢洋脚気相撲，と評判になり，錦絵も売り出される事態になりました。

脚気の原因が米ぬかなどに含まれるビタミン B1 の欠乏によると判明したのは大正時代になってからといわれています。

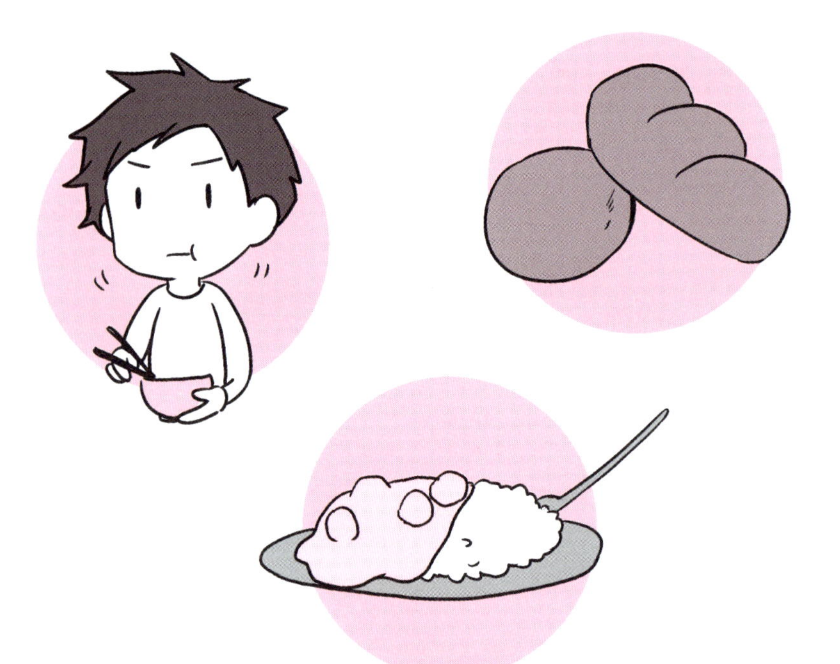

第 7 章

漢方薬服用における注意事項

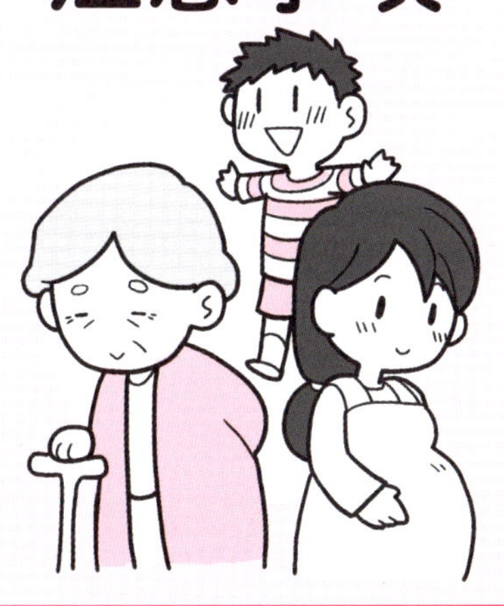

Chapter 7-1

漢方薬の副作用について

漢方薬の副作用

漢方薬は天然素材である生薬でできているので，副作用はないと思っている人がいます。しかし漢方薬も証に合っていない（誤治(ごち)），ある生薬の成分によって今までなかった症状が発現した，漢方薬を数種類服用して重複生薬により不都合な症状が発現した，漢方薬に過敏に反応してしまった，西洋薬や健康食品との併用など様々な理由で副作用が起こると考えられています。漢方医学では「瞑眩(めんげん)」という概念があり，これは症状が改善する好転反応として捉えられていますが，副作用なのか瞑眩なのかを判断するのはベテラン医師でも難しいといわれています。

漢方薬を服用して副作用と感じた場合はすぐに服用を中止し，医師または薬剤師に相談して下さい。

漢方薬は数種類の生薬を合わせることでできているため，成分が単一でなく多成分です。漢方薬の副作用が出現しても，原因の生薬を特定することは難しくなっています。ここでは臨床経験から特定の生薬の成分による副作用，経験的に報告がされている副作用について解説します。

副作用で起こる症状

漢方薬の副作用で一番多いのが消化器症状です。胃腸の弱い人は食欲不振，胃もたれ，腹痛，下痢などの消化器症状が発現しやすくなっています。

また，アレルギー体質の人は漢方薬によるアレルギー性の副作用が発現しやすいので注意が必要です。

特に注意が必要な生薬

なかでも特に注意が必要な生薬の代表として，**甘草**（成分：グリチルリチン）により起こる副作用が挙げられます。

具体的な症状としては，血圧上昇，浮腫，脱力感，四肢けいれんなどですが，甘草は多くの漢方薬に含まれているため数種類の漢方薬を併用することで，甘草の量が過剰となり副作用が出やすくなります。また甘草は漢方薬だけでなく食品にも甘味料として使用されているため注意が必要です。

甘草を含む漢方薬は葛根湯，小柴胡湯，小青竜湯，芍薬甘草湯，六君子湯などです。

File 61 漢方薬の副作用

〈漢方薬の副作用〉

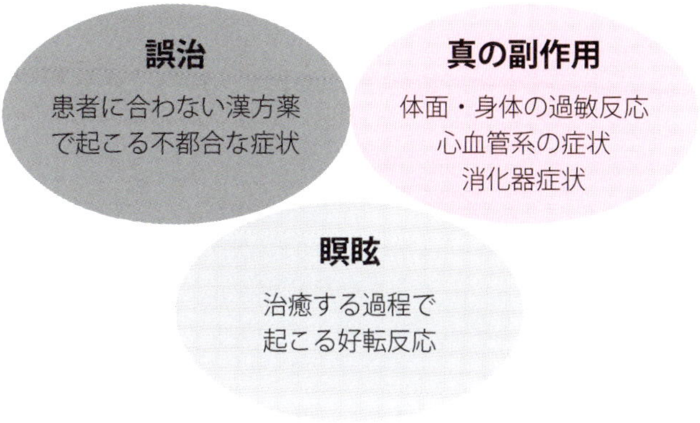

誤治
患者に合わない漢方薬で起こる不都合な症状

真の副作用
体面・身体の過敏反応
心血管系の症状
消化器症状

瞑眩
治癒する過程で起こる好転反応

〈副作用の報告がある生薬〉

生薬名	症状	具体的な副作用
甘草	①偽アルドステロン症	低カリウム血症，血圧上昇，ナトリウム・体液の貯溜，むくみ，体重増加など
	②ミオパシー	低カリウム血症の結果としてミオパシーが現れることがある。脱力感，四肢痙攣，麻痺などの異常が認められた場合には投与を中止
山梔子	消化器系	食欲不振，胃部不快感，下痢など
地黄	消化器系	食欲不振，胃部不快感，悪心，嘔吐，下痢など
大黄	消化器系	食欲不振，腹痛，下痢など
人参	過敏症	発疹，蕁麻疹などの過敏症状
附子	その他	心悸亢進，のぼせ，舌のしびれ，悪心など
麻黄	①自律神経系	不眠，発汗過多，頻脈，動悸，全身脱力感，精神興奮など
	②消化器系	食欲不振，胃部不快感，悪心，嘔吐など
	③泌尿器系	尿閉

Chapter 7-2

漢方薬の香りや味について

香りや味によるコンプライアンス

西洋薬とは異なり，漢方薬には特有の香りや味があります。初めて漢方薬を服用する場合にその香りや味に驚いて，服用をためらうことも十分に考えられます。また漢方薬の種類が変更になると香りや味が大きく変わることがあります。特徴的な漢方薬や生薬の香りや味をあらかじめ知っておくとよいでしょう。

しかし，漢方薬の香りや味には漢方医学的に説明できる効能があり，香りによって消化機能が改善，リラックスするなど様々な症状が改善することもあります。漢方薬を服用する場合は香りと味を十分感じることで，最大限の治療効果を発揮することができます。また自分の体調に合った漢方薬は飲みやすく感じるといわれています。

漢方医学における薬物学である本草学では，五行の五味を**酸味・苦味・甘味・辛味・鹹（かん）（塩）味**に分類し，それぞれの漢方医学的効能を説明しています。

たとえば酸味は皮膚や毛穴を引き締め，体内から汗，尿などが出すぎないようにしています。苦味は身体の熱をとり，体内の不要なもの排出します。甘味は栄養の元になり，体力をつけ，緊張を緩め，痛みを和らげます。辛味は気の巡りをよくし，発汗し身体を温めます。鹹（塩）味は体内の便などの塊を軟らかくし排出します。

味に特徴のある生薬

漢方薬の味は構成生薬によるので，生薬の甘味や苦味が入り交じった複雑な味になることが多いです。

漢方薬の五味といえば前述のように酸味・苦味・甘味・辛味・鹹味の５つを指しますが，たとえば酸味のある五味子や山梔子を含む漢方薬を服用する場合，腐敗による酸味と勘違いすることがあります。黄連や黄柏に含まれる苦味成分ベルベリンは，血圧降下，抗炎症，抗菌作用があります。

甘味の代表的な生薬は甘草，大棗，膠飴などです。甘味料としても用いられる甘草は甘い生薬の代表です。甘味成分のグリチルリチンはショ糖の何倍もの甘さがあるといわれています。

辛味で有名な生薬は生姜，細辛，山椒などですが，辛味によって漢方薬服用後口唇がしびれるという報告がたびたびあります。

鹹（塩）味は芒硝，牡蛎などが代表的ですが，漢方薬に詳しくない人は漢方薬が塩っぱいと誰も思わないので，あらかじめ味について説明が必要です。

漢方

File 62 五味の効能について

〈五味による代表的な生薬と漢方薬とその効能〉

酸味

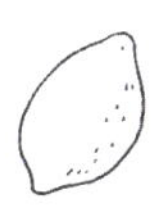

効　能：皮膚や毛穴を引き締め，体内の汗や尿が出すぎないようにする
生　薬：五味子　山茱萸
漢方薬：小青竜湯（鼻水）
　　　　八味地黄丸（尿漏れ）

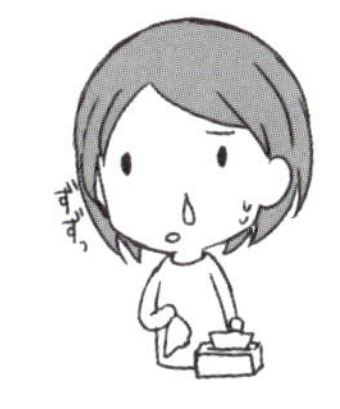

苦味

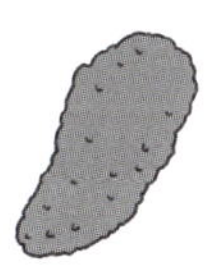

効　能：身体の熱をとり，体内の不要なもの排出する
生　薬：黄連　黄柏　苦参
漢方薬：黄連解毒湯（痒み）
　　　　消風散（湿疹）

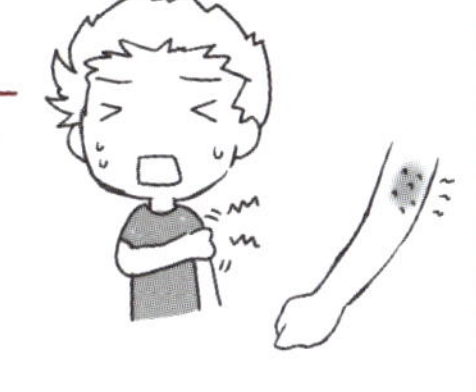

甘味

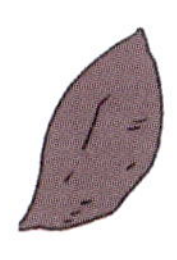

効　能：栄養の元になり，体力をつけ，緊張を緩め，痛みを和らげる
生　薬：甘草　大棗　膠飴
漢方薬：芍薬甘草湯（こむら返り）
　　　　小建中湯（虚弱児）

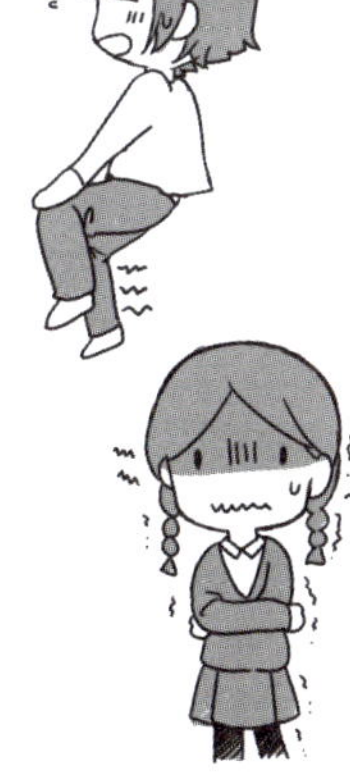

辛味

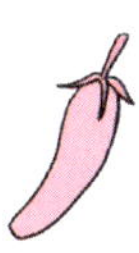

効　能：気の巡りをよくし，発汗し身体を温める
生　薬：生姜　細辛　山椒
漢方薬：当帰四逆加呉茱萸生姜湯（冷え）
　　　　大建中湯（冷えによる腹痛）

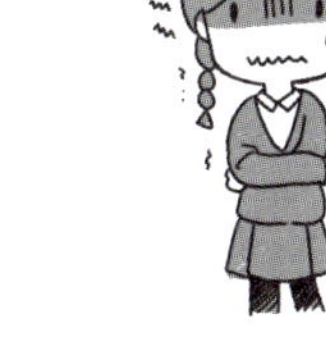

鹹味

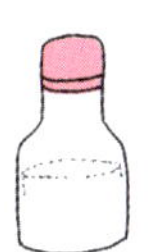

効　能：体内の便などの塊を軟らかくし排出します
生　薬：芒硝　牡蛎
漢方薬：桃核承気湯（便秘）
　　　　紫根牡蛎湯（腫瘍）

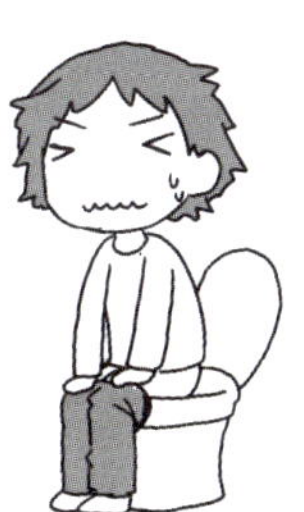

Chapter 7-3

漢方薬と西洋薬の併用

漢方薬と西洋薬の併用も多い

現在，漢方薬を用いる医療機関も増え，漢方医学の知識をもっている医師や薬剤師が増えています。そのため西洋薬だけでなく漢方薬を処方する機会も徐々に増えています。併用の目的は様々で，西洋薬の副作用軽減のために漢方薬を用いる，また通常糖尿病の西洋薬を服用しているが，たまたまかぜを引いて葛根湯を併用する，漢方薬を服用して体質改善をしているが，喘息の発作が出て西洋薬を併用する，などが挙げられます。

漢方薬と西洋薬の併用で問題がある場合

漢方薬と西洋薬を併用する場合，1人の医師が処方をしている場合は，併用に関して十分に理解されていることが多いのですが，別の医療機関から処方をされている場合には双方の医師に併用の事実を伝え，リスクを確認する必要があります。医療用漢方製剤の添付文書集には「使用上の注意」の「相互作用」に「**併用禁忌**」（併用しないこと），「**併用注意**」（併用に注意すること）という，併用に関する内容が記載されています。

たとえば小柴胡湯はインターフェロン製剤と「併用禁忌」とあり，両剤とも肝障害に用いる薬剤です。インターフェロンの副作用として間質性肺炎があり，小柴胡湯を併用することでその頻度は高まり，命に関わることもあります。

また小柴胡湯は甘草を含むため，甘草の成分グリチルリチンを成分とする西洋薬のグリチロンなどは「併用注意」と記載されています。

麻黄は成分がエフェドリンであり，西洋薬にもエフェドリンを含む製剤があるため，両者も「併用注意」となっています。

このように漢方薬に含まれている生薬成分を含む西洋薬の併用は注意が必要です。グリチルリチン，エフェドリンの過剰により，血圧上昇，浮腫，四肢倦怠感，不眠，動悸，発汗過多などの副作用の発現が懸念されます。

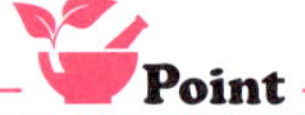

〈抗がん剤の副作用軽減で用いられる漢方薬がある〉

- イリノテカンによる下痢症状を半夏瀉心湯が抑制します
- パクリタキセル，オキサリプラチンなどによって起こる末梢神経障害，しびれなどの副作用軽減および防止に牛車腎気丸，芍薬甘草湯，附子末を用います
- がん患者に対しては抗がん剤に対する副作用軽減だけでなく，手術後の体力低下，放射線治療後の免疫機能低下などに十全大補湯，補中益気湯などが用いられています

File 63 漢方薬と西洋薬の併用

〈生薬由来の成分を含む西洋薬〉

生薬名	成分	西洋薬
麻黄	エフェドリン	ネオドリン，エフェドリン（気管支拡張薬）
桜皮	桜皮エキス	ブロチン（鎮咳薬）
黄柏，黄連	ベルベリン	キョウベリン，フェロベリン（止痢薬）
甘草	グリチルリチン	グリチロン，強力ネオミノファーゲンシー（肝疾患治療薬）
細茶	カフェイン	カフェイン末，無水カフェイン（精神刺激薬）

〈麻黄由来成分の重複〉

単一成分を利用
西洋薬成分：エフェドリン

植物・マオウ

複合成分を利用
生薬：麻黄

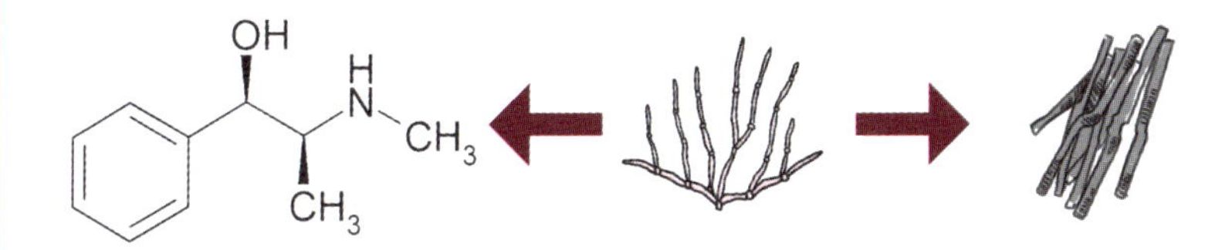

エフェドリン製剤
- 鎮咳作用
- 呼吸器系疾患

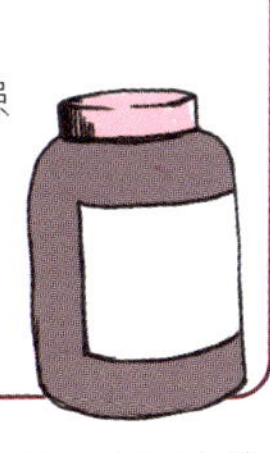

麻杏甘石湯
- 鎮咳作用
- 呼吸器系疾患

薏苡仁湯
- 止痛作用
- 関節疾患

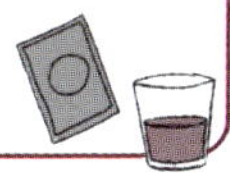

エフェドリンやカフェインはドーピング検査で反応が出るのでスポーツ選手の公式試合前の服用は避けてください。

Chapter 7-4

漢方薬同士の併用

重複生薬とその分量

漢方薬の併用の仕方には2通りあります。1つは類似する薬効をもった漢方薬を併用する場合（例：補中益気湯と六君子湯は消化機能を改善する漢方薬同士）と，一方は全く別の薬効をもった漢方薬同士の併用です（例：消化機能改善する六君子湯と腰痛に用いる八味地黄丸）。

複数の漢方薬を併用する場合は，構成生薬を確認して生薬の重複の有無を確認します。特に注意を要する生薬は**麻黄**と**甘草**です。甘草は多くの漢方薬に配合されているため重複しやすい生薬のひとつです。単独の漢方薬での甘草の量には問題がなくても，もうひとつの漢方薬と合わせると甘草の量が過剰となり，副作用が発現しやすくなります。

基本漢方薬と加味漢方薬

漢方薬は，基本の処方に症状に応じて必要な生薬を加えることで，適応範囲を広げて用いるものがあります。桂枝湯に精神症状に効果のある竜骨に牡蛎を加えると桂枝加竜骨牡蛎湯となります。また腰痛で八味地黄丸を服用している人が，手足のしびれで牛車腎気丸を併用する場合も注意が必要です。牛車腎気丸は八味地黄丸を基本処方とし，牛膝と車前子を加えたものです。両漢方薬を服用すると八味地黄丸の構成生薬をすべて過剰に服用することになります。

合方漢方薬

漢方薬には2種類の漢方薬を合わせてできているものがあります。たとえば柴苓湯は小柴胡湯と五苓散の合方でできています。小柴胡湯を服用している人が柴苓湯をさらに服用してしまうと，小柴胡湯の構成生薬をすべて重複して服用することになります。漢方薬の名前から合方処方と理解できるもの，たとえば茯苓飲合半夏厚朴湯や猪苓湯合四物湯などであればよいのですが，多くの合方漢方薬は分かりづらいのが現状です。

分かりやすい合方：茯苓飲合半夏厚朴湯，猪苓湯合四物湯
分かりづらい合方：連珠飲（四物湯＋苓桂朮甘湯），温清飲（黄連解毒湯＋四物湯），
胃苓湯（平胃散＋五苓散），柴胡桂枝湯（小柴胡湯＋桂枝湯），
柴苓湯（小柴胡湯＋五苓散），柴朴湯（小柴胡湯＋半夏厚朴湯）

漢方

File 64

漢方薬同士の併用

〈甘草を含む漢方薬同士の併用に注意〉

桂枝湯

構成生薬（桂皮，芍薬，大棗，甘草，生姜）

含まれる甘草 2g

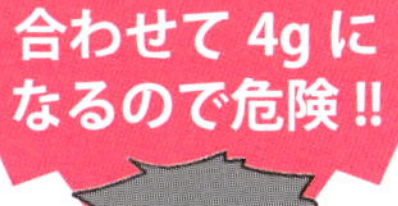

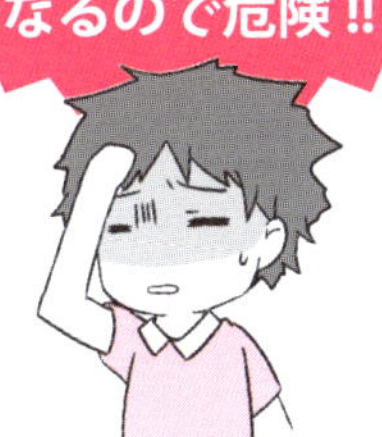

桂枝加竜骨牡蛎湯

構成生薬（桂皮，芍薬，大棗，牡蛎，竜骨，甘草，生姜）

含まれる甘草 2g

〈一般用医薬品のうち漢方薬が主剤で商品名ではわかりにくいもの〉

ドラッグストアなどで売っている一般用医薬品（OTC 薬）には，漢方薬でありながら商品名をそれとわかりにくくしているものがあります。下記はその一例です。

漢方薬	主な商品名
葛根湯	カコナール 2（第一三共ヘルスケア）
防風通聖散	コッコアポ A 錠（クラシエ製薬―クラシエ薬品），ナイシトール G（小林製薬）
安中散	タケダ漢方胃腸薬 A（武田薬品工業）
安中散加茯苓	太田漢方胃腸薬 II（太田胃散）
八味地黄丸	ハルンケア内服液（大鵬薬品工業）
五淋散	ボーコレン（小林製薬）
辛夷清肺湯	チクナイン（小林製薬）
清上防風湯	ストレージタイプ SA（ツムラ―武田薬品工業）
清心蓮子飲	ユリナール（パナケイア製薬―小林製薬）
半夏厚朴湯	ストレージタイプ H（ツムラ―武田薬品工業）
防已黄耆湯	コッコアポ L 錠（クラシエ製薬―クラシエ薬品）
連珠飲	ルビーナ（武田薬品工業）

Chapter 7-5 食品と漢方薬を構成する生薬

食品と基原が同じ生薬

日常的に食品として食べているものの中には，その素材が漢方薬を構成している生薬と基原が同じものがあります。漢方薬は医薬品のため，食品と併用しても，漢方治療に問題を及ぼす可能性は低いと考えられます。

しかしかぜを引いて葛根湯を服用しているときに，寒気がして困るため，身体を温める目的で，生姜をたくさんすって生姜湯にして飲んだとします。そうすると葛根湯の構成生薬である生姜だけが極端に多くなり，葛根湯の構成生薬のバランスが本来のものとは異なってしまいます。また葛根湯に含まれている甘草は甘味料として多くの食品に配合されています。甘草は過剰服用によって副作用が発現しやすいため，甘草含有漢方薬を服用している場合には甘草を甘味料として含んだ食品は避けるほうがよいです。

食物アレルギー

漢方医学の考え方に**薬食同源**があるように，食物と同じものが生薬として用いられていることがあります。その生薬の中には食物アレルギーを引き起こす食材と類似する可能性があるものがあります。食物アレルギーをもつ患者が漢方薬を服用する場合には注意が必要です。

食品に関して食品衛生法では，アレルギー物質の表示義務・表示推奨があります。また牛乳，鶏卵，ゼラチンなどを含む西洋薬は注意を喚起しています。しかし漢方薬に関しては注意喚起はありません。

食用部位と薬用部位

桃は食用にするのは果肉，薬用にするのは種で，生薬名は桃仁と呼んでいます。カキは生薬として殻を用いますので，桃やカキに食物アレルギーがあっても，用いる部位が異なるため食物アレルギーを引き起こす可能性は低いと考えられます。

一方，コムギ，ヤマイモ，ゼラチン，ゴマは食用部位と薬用部位が同一なため，それぞれの食材にアレルギーをもつ場合は生薬として配合する漢方薬は用いてはいけません。

食品名	生薬名	
コムギ	小麦（しょうばく）	甘麦大棗湯
ゴマ	胡麻	清風散

食品名	生薬名	
ヤマイモ	山薬	八味地黄丸
ゼラチン	阿膠	湯経湯

漢 方

File 65 食べ物と漢方薬

〈アレルギー物質の表示〉

西洋薬

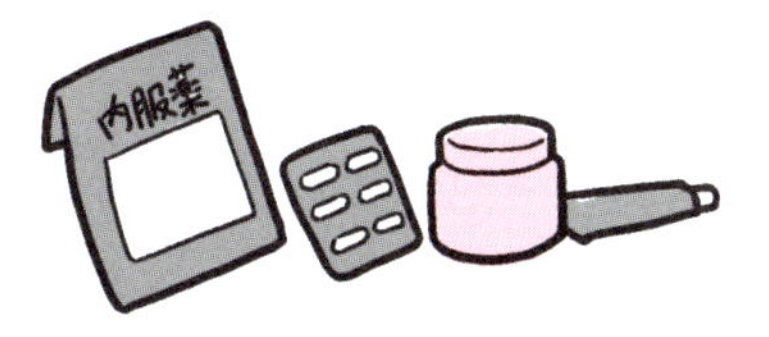

鶏卵，牛乳，ゼラチンなど
記載あり

漢方薬

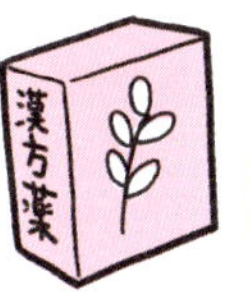

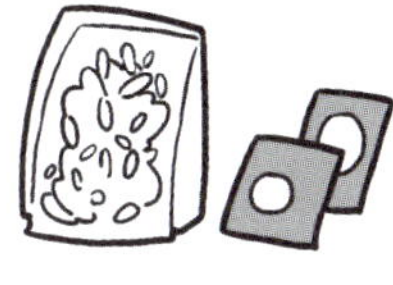

記載なし

〈食用部位と薬用部位〉

食べ物

果肉

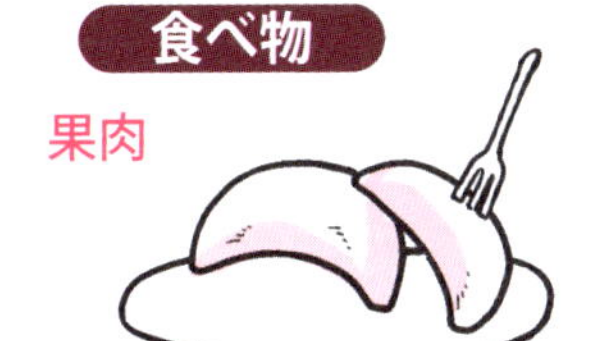

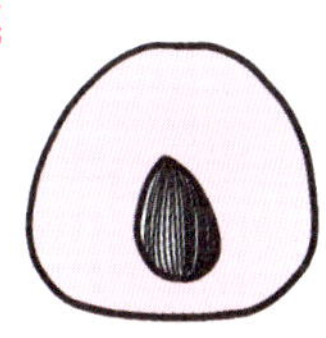

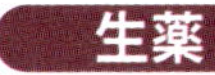

種

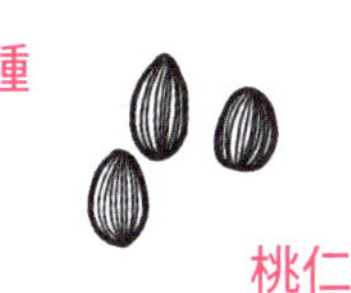

桃仁

身

カキ

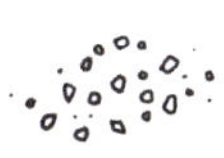

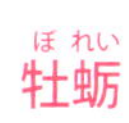

部位が異なるのでアレルギーを引き起こす可能性は低い

〈食物アレルギーで特に注意が必要な生薬〉

小麦（しょうばく）

緩和，滋養，鎮静作用，
緊張を緩める

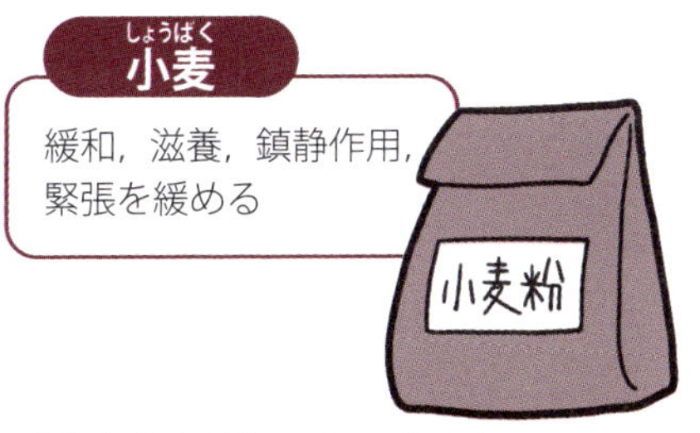

［甘麦大棗湯］の中に含まれている
ので小麦アレルギーの人は注意する

胡麻（ごま）

潤腸や肌潤に効能があり，
便秘や腰痛，できものに
用いる

［消風散］［紫雲膏］の中に含まれてい
るので胡麻アレルギーの人は注意する

Chapter 7-6 子どもの服用について

子どもに用いる漢方薬

子どもには虚弱体質，過敏体質，アレルギー体質，成長不良などで漢方治療が有効となることがあります。実際に中国宋代には『小児薬証直訣』という小児用専門書までありました。また中国明代の『薛氏医案』には抑肝散などの漢方薬が小児の夜泣きに有効で，子どもだけでなく母親も一緒に漢方薬を服用する指示が記載されています。

かぜを引くと喘鳴があり，湿疹が出る体質の子どもには，五苓散，麻杏甘石湯，黄耆建中湯などが有効です。扁桃腺が腫れたら小柴胡湯，柴胡桂枝湯，柴胡清肝湯などを選んでください。

かぜを引きやすく，アトピー体質の場合は麻杏甘石湯，小青竜湯，小柴胡湯，柴朴湯などがよいでしょう。

顔色が悪くおとなしい子，骨格が華奢で肉づきが悪い子どもは虚弱体質の可能性があり，小建中湯や黄耆建中湯を用います。

お腹が弱い子どもには小建中湯，人参湯，補中益気湯などがよいでしょう。

心身症や夜啼症，癇の強い子どもには抑肝散，甘麦大棗湯などを用います。

また，漢方医学的には小児は水分代謝が関与する臓器の機能が未熟なため，身体に水分が偏在しやすいといわれています。たとえばジュースをほしがるが，下痢や嘔吐を起こしやすく，気持ち悪い，頭が痛いと訴えることがあります。その場合は，五苓散や苓桂朮甘湯など，水の偏在を改善する漢方薬を用います。

子どもが服用するときの注意点

一般的には，子どもに対する安全性が確立していない（使用経験が少ない）漢方薬があるため，注意が必要なものもあります。しかし，実際には，多くの漢方薬が病状に合わせて用いられ，子どもに対する漢方治療が有効であることが認められています。

証に合った漢方薬の正しい選択が必要になります。

漢方治療を望む子どもには，アレルギー性疾患のこともあり，特に，**食物アレルギー**をもつ子どもには，アレルゲンとなる物質に注意が必要ですが，そのアレルゲンに生薬が含まれていないか，注意が必要です。

File 66 漢方薬の服用方法

〈子どもの服用量〉

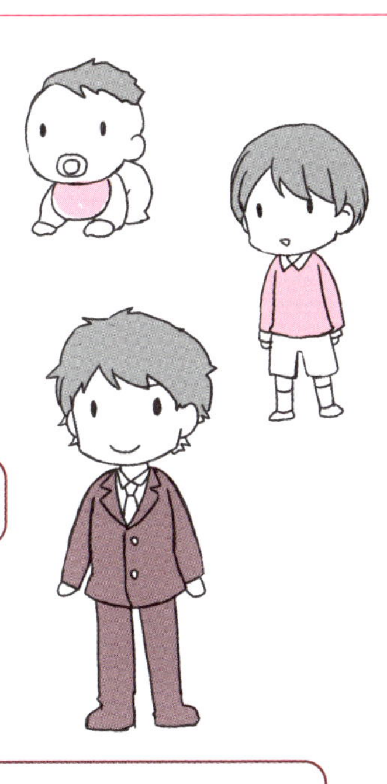

一般用漢方処方の手引き

- 15 歳以上を成人する
- 7 歳以上 15 歳未満は成人の 2/3 の量
- 4 歳以上 7 歳未満は成人の 1/2 の量
- 2 歳以上 4 歳未満は成人の 1/3 の量
- 2 歳未満は服用しない

医療用漢方製剤添付文書集

- 年齢，体重，症状により適宜加減する

〈子どもの服用方法〉

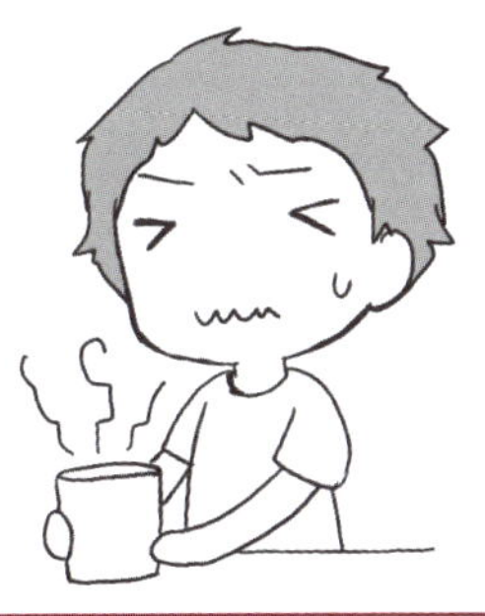

乳児期，幼児期は漢方薬特有の「味」や「香り」に対して拒否反応をして，服用をためらうことも考えられる

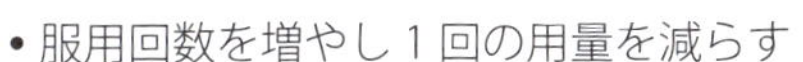

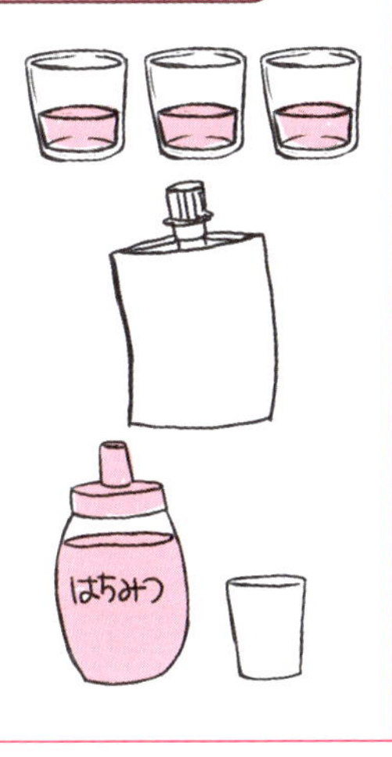

- 服用回数を増やし 1 回の用量を減らす
- 夏場ならシャーベットに，冬場はゼリーにする
- 1 歳以上ならばはちみつを混ぜる
- 好物に混ぜる場合は，服用直前に行う
- 漢方薬用のゼリーオブラートを用いる
- 少量のお湯で練って上顎に付ける

などの方法を考える

Chapter 7-7

高齢者の服用について

高齢者の特徴

高齢者は老化により様々な症状を訴えることが多く，複数の疾患に罹患しているため多くの西洋薬を服用していることがあります。また，代謝機能も低下しているため，副作用が発現しやすいので服用量にも注意をする必要があります。

服用し始めは服用量を少なくし，漢方薬の効果と副作用の発現を考慮しながら服用量を調節します。煎じ薬（煎剤）で誤嚥をすることはありませんが，エキス剤や丸剤，錠剤などでは喉に詰まらせないように注意をしましょう。歯や入れ歯に挟まり，ザラつきが気になる場合はオブラートを使用してもよいです。

基本的に高齢者に対しては，加齢によって不足しがちな心身のエネルギーを補う，という考え方で漢方薬を用います。ほかにも，身体を温め，水分代謝を補うことが大事になってきます。

エネルギーを補うためによく用いられる漢方薬が補中益気湯で，とくに胃腸機能が弱く，うつなどの精神症状がある場合にも有効です。高齢者以外にも病後や術後の体力回復を図る養生薬としてもよく用いられています。それ以外には四君子湯も使われることがあります。

身体を温める代表的な漢方薬は八味地黄丸です。内臓機能の低下である腎虚に有効ですが，地黄が含まれていますので，胃腸障害には注意が必要です。不足しがちな水分を補う場合は，六味丸です。排尿が困難であったり，残尿感がある，疲労感，口が渇く人などに有効です。

高齢者の服用に際しての注意点

高齢者が**麻黄**を含む漢方薬を服用する場合，注意が必要です。麻黄に含まれるエフェドリンには眠気覚ましの効果がありますが，これが副作用になる場合，不眠や発汗，動悸，脱力感などをもたらします。ほかにも食欲不振，吐き気，排尿障害などが起こることがあります。体力の衰えている高齢者は副作用があらわれやすいので慎重に服用します。また，**附子**が含まれている漢方薬は，心血管系の疾患がある人には使用に注意が必要です。**大黄**が含まれている漢方薬は下痢があらわれたり，食欲不振や腹痛をもたらすことがあります。

漢方

File 67 高齢者と漢方薬

〈高齢者に対しての注意点〉

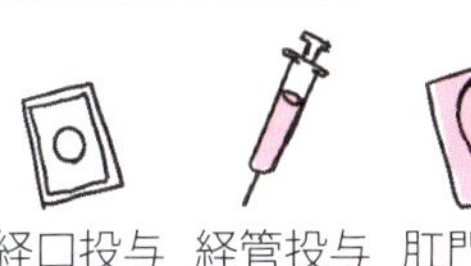

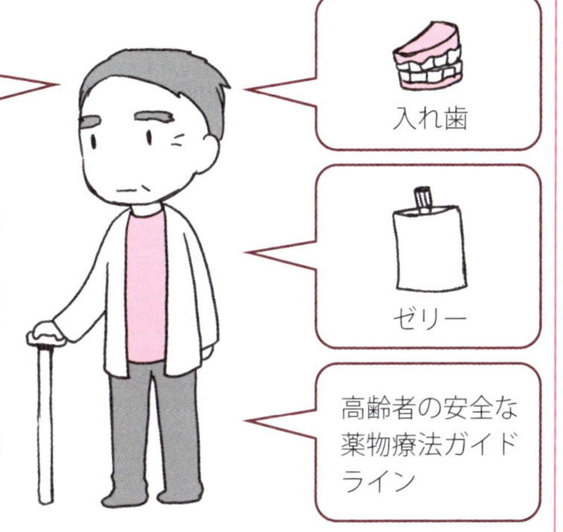

- 多くの疾患を罹患しているため，併用薬を確認する
- 入れ歯使用の場合は薬が挟まらないようにお湯に溶かして服用する
- 降圧剤を使用している場合，甘草・麻黄を配合する漢方薬に注意

〈高齢者に推奨する漢方薬〉

漢方薬	対象疾患
抑肝散	アルツハイマー型，レビー小体型，脳血管性認知症に伴う行動・心理症状を改善，日常生活動作，家族の介護負担感を改善
釣藤散	脳血管性認知症患者の認知機能，日常生活動作を改善
麦門冬湯	慢性閉塞性肺疾患患者で慢性咳嗽を軽減
半夏厚朴湯	脳卒中患者において嚥下反射，咳反射，パーキンソン患者の嚥下反射も改善
大建中湯	脳卒中患者の慢性便秘を改善，術後イレウスの予防と治療
麻子仁丸	慢性便秘，排便困難を改善し，浣腸などの使用頻度を減少
六君子湯	食欲増進，消化不良，慢性胃炎などの効果がある
麻黄湯	インフルエンザ感染症
補中益気湯	慢性閉塞性肺疾患患者における炎症指標および栄養状態を改善

Chapter 7-8

妊婦の服用について

妊婦が服用するときの注意点

妊娠中は，胎児への影響を考えて，西洋薬ではなく漢方薬を使用するという人も多いと思います。一般的に漢方薬は副作用が少ないといわれていますが，妊婦に対しては安全性が確立されていません。そのため，医師や薬剤師と相談しながら服用してください。

まず，妊娠前に漢方薬を服用していた場合には，妊娠より体質が変わってしまうため，服用を中止して，主治医に相談してください。特に流産・早産の可能性がある生薬や胎児に対する危険性を含む生薬もありますので，慎重薬と禁忌薬について，予め知識を得ておきましょう。現在，一般的に使用されている漢方薬の中には妊娠中に禁忌とされる生薬が含まれているものはありません。しかし，大黄，芒硝，桃仁，牡丹皮，牛膝，蘇木，薏苡仁などが含まれる漢方薬は，慎重薬とされており，その服用には注意が必要です。また，附子は副作用があらわれやすくなるため避けたほうがよいでしょう。

妊娠中に用いる漢方薬は，安胎効果のあるものがよいとされています。生薬でいえば杜仲，人参，白朮，艾葉，陳皮，黄耆，香附子などです。漢方薬では，**当帰散**，**当帰芍薬散**，**芎帰膠艾湯**などがそれに当たります。中でも当帰芍薬散は流産・早産を予防し，妊娠貧血や妊娠中毒症などの合併症を抑制する効果ももっています。

また，妊娠中の女性は「虚証」状態になりますので，実証向きの生薬や漢方薬の使用は慎重に行います。過度の発汗や利尿も避けましょう。

妊娠中に用いる漢方薬

かぜの症状には，頭痛には香蘇散，咳や鼻水には参蘇飲がよいとされています。葛根湯や麻黄湯などは発汗作用があるため避けたほうがよいでしょう。また，妊娠中は便秘に陥りやすいので，その場合は短期間の使用に限り桂枝加芍薬湯や，小建中湯を用います。大黄を含む瀉下剤の使用は控えてください。

つわりが悪化した妊娠悪阻の場合，半夏と生姜には吐き気を抑える作用があるため，小半夏加茯苓湯や半夏厚朴湯を用います。ただし半夏の長期間の服用は避けましょう。そのほかに人参湯，六君子湯なども有効です。

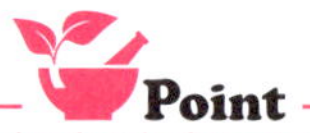

〈不妊治療にも漢方薬が用いられている〉

- 不妊のため漢方薬を服用していることがあります。妊娠後は，いったん漢方薬の服用をやめましょう

File 68 妊婦に対する注意

〈妊婦の服用について〉

医療用漢方製剤添付文書集

妊娠中の投与に関する安全性は確立してないので，妊婦または妊娠している可能性のある婦人には，治療上の有益性が危険性を上回ると判断される場合にのみ投与すること

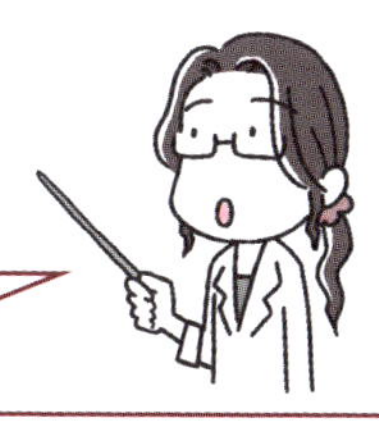

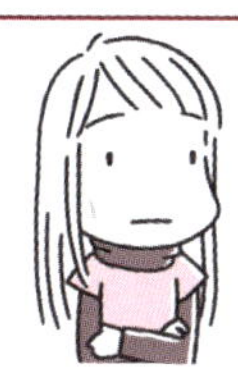

生薬によっては，流産・早産の危険性があるのね。副作用が出やすいこともあるみたい

〈注意するべき慎用薬と禁忌薬〉

慎用薬

妊婦の病状などによって使用することは可能であるが，服用を避けるほうが望ましい

禁忌薬

そのほとんどが動物性生薬や鉱物性生薬であり，漢方エキス製剤にはほとんど含まれていない

	生薬	作用
慎用薬	紅花（ベニバナの管状花）	子宮筋緊張，駆瘀血，鎮痛
慎用薬	牛膝（ヒナタイノコズチの根）	子宮収縮増強，通経，駆瘀血，利水
慎用薬	大黄	子宮収縮，下腹部の充血，消炎，下剤
慎用薬	桃仁	消炎，鎮痛，駆瘀血
慎用薬	芒硝	瀉下，利尿
慎用薬	牡丹皮	消炎，駆瘀血，子宮内膜の充血
慎用薬	薏苡仁	子宮興奮，利尿，消炎，排膿，鎮痛
慎用薬	附子	興奮，強心，鎮痛，利尿
禁忌薬	巴豆（はず）（ハズの種子）	消腫，通便，峻下，通経
禁忌薬	大戟（たいげき）（タカトウダイの根）	峻下，解毒，利尿，殺虫，通経，消腫
禁忌薬	商陸（しょくりく）（ヤマゴボウの根）	利尿，消腫，駆水
禁忌薬	水蛭（すいてつ）（チスイビル）	駆瘀血，通経，解毒，利尿
禁忌薬	虻虫（ぼうちゅう）（アブの雄全虫）	駆瘀血，通経，堕胎

Column 漢方を学ぶには

■ 漢方の資格について

中国には，西洋医学の医師の資格だけではなく，中医学の資格もあります。さらに，中西結合というどちらも学んだ医療と，3パターンの医療に分かれています。

しかし，日本には医師，薬剤師に関しては漢方医学に関する国家資格はありません。そのため，漢方を専門にしている医師，薬剤師は西洋医学の国家資格をもっているということになります。

漢方医学に関する国家資格には，「はり師」「きゅう師」「あん摩マッサージ指圧師」「柔道整復師」があります。

漢方薬局などを開いている人も，漢方の専門資格をもっているわけではなく，薬剤師の資格をもっている人ということになります。そのため，漢方医学の知識がなくても薬剤師であれば漢方薬を販売できるということになります。もちろん，知識がない状態で患者に漢方薬を販売する薬剤師はいませんので，一定以上の知識はもっていることでしょう。

■ 漢方医学の専門家になるには

現在では漢方医学に関する科目は医学部，薬学部で選択ではなく必須になっています。漢方医学を学びたいなら，医学部，薬学部を目指すのもいいかもしれません。

漢方薬・生薬認定薬剤師を目指すという方法があります。これは，漢方薬や生薬に関する専門的な知識を習得して，その能力をもつ薬剤師であることを認定する資格になります。日本薬剤師研修センターと日本生薬学会が連盟で行っています。資格を取得するには，これらが実施している「漢方薬・生薬研修会」を受講し，試験に合格する必要があります。3年ごとに更新があるため，漢方薬・生薬に関する研修に参加して，単位を取得しなければいけません。

もちろん漢方薬局で働きながら経験を積むのが一番の近道になります，実際に多くの患者に触れながら知識を身につけていくのもよいでしょう。医師では東洋医学会が専門医制度を運用しています。

■ 一般の人が学ぶには

一般の人で漢方医学の知識を深めたい場合は，漢方薬局や漢方製薬メーカーが主催する勉強会やセミナーに参加してみるのもよいかもしれません。初心者向けのセミナーを開催していることもあります。漢方診療科のある大学や協会が主催するセミナーは医師や学生向けの講義が多いのですが，一般参加可能なものもあります。

〈漢方医学に関する国家資格〉

はり師・きゅう師	鍼灸師と呼ばれ，「はり師」「きゅう師」の2つの国家資格をもっている技術者。鍼と灸は別の資格だが，ツボを刺激するという基本概念は共通していることと，その技術にも似たものが多いため，国家試験も同時の申請になる 【就職先】鍼灸治療院，病院（整形外科・リハビリテーション科），開業，スポーツ施設，介護・福祉施設など
あん摩マッサージ指圧師	マッサージ師と呼ばれ，あん摩，マッサージ，指圧などを行う技術者。揉む，さするなどの手技を用いて筋肉緊張の緩和や内臓機能の改善などを行い，患者を癒す。特別な道具は使わず，手のみで行う治療 【就職先】鍼灸マッサージ院，病院（整形外科・リハビリテーション科），開業，スポーツ施設，介護・福祉施設，リラクゼーション施設など
柔道整復師	いわゆる整骨院の先生。非観血的療法という独特の手法によって人の身体の整復・固定・療養などを行う。スポーツでのケガ，打撲，ねんざ，脱臼，骨折などに対して，外科手術や薬剤などを使わずに，手技でその回復を図る 【就職先】接骨院・整骨院，病院（整形外科・リハビリテーション科），開業，スポーツ施設，介護・福祉施設・教員など

〈漢方医学に関する民間資格〉

国際中医師	中国政府が委託している「世界中医学会連合会」が認定する国家資格。ただし日本の医師免許と異なり，医療行為は行えない
漢方養生指導士（漢方スタイリスト）	「日本漢方養生学協会」が認定する民間資格。体質や症状に合わせた養生のアドバイスができる
漢方臨床指導士（漢方カウンセラー）	「日本漢方養生学協会」が認定する民間資格。症状改善，予防や予後の養生をアドバイスすることができる
中国漢方ライフアドバイザー	「日本能力開発推進協会」が認定する民間資格。漢方の基礎知識や漢方薬の知識を身につけ，漢方医学を使った生活をアドバイスすることができる
国際薬膳士	「中国薬膳研究会」が認定する資格。中医学の基礎理論を身につけ，食事のレシピを考えることができる
薬膳アドバイザー	「日本中医食養学会」が認定する民間資格。薬膳の基礎を習得した人
中医学薬膳指導員	「日本中医食養学会」が認定する民間資格。中医学の基礎知識を身につけ，栄養学，薬膳学に基づいて食事レシピを考えることができる
中医薬膳調理師	「日本中医食養学会」が認定する民間資格。調理師の資格をもち，薬膳学にもとづいた食事レシピを考えることができる
薬膳インストラクター	「日本能力開発推進協会」が認定する民間資格。中医学に対する知識，薬膳の知識をもつ人

付録1　代表的な生薬一覧

名称	基原	薬用部位	効能
阿膠（あきょう）	ロバ *Equus asinus* L.(ウマ科)	毛を去った皮，骨，けん又はじん帯を水で加熱抽出し，脂肪を去り，濃縮乾燥したもの	滋養作用があり，出血や体力の低下などに用いる。
延胡索（えんごさく）	*Corydalis turtschaninovii* Besser forma *yanhusuo* Y.H. Chou et C.C. Hsu (ケシ科)	塊茎を湯通しした乾燥品	胃痛や血行障害による痛みなどに用いる。
黄耆（おうぎ）	キバナオウギ *Astragalus membranaceus* Bunge 又は *Astragalus mongholicus* Bunge(マメ科)	根の乾燥品	体力や免疫力の低下，発汗過多，高血圧，皮膚疾患などに用いる。
黄芩（おうごん）	コガネバナ *Scutellaria baicalensis* Georgi(シソ科)	周皮を除いた根の乾燥品	胃腸の炎症や消化不良などに用いる。
黄柏（おうばく）	キハダ *Phellodendron amurense* Ruprecht 又は *Phellodendron chinense* Schneider(ミカン科)	周皮を除いた樹皮の乾燥品	健胃・整腸作用の他，身体の炎症やほてり，痒み，高血圧などに用いる。
黄連（おうれん）	オウレン *Coptis japonica* Makino,Coptis *chinensis* Franchet, *Coptis deltoidea* C.Y. Cheng et Hsiao 又は *Coptis teeta* Wallich(キンポウゲ科)	根をほとんど除いた根茎の乾燥品	健胃・整腸作用の他，身体の炎症やほてり，痒み，高血圧，出血などに用いる。
御種人参（おたねにんじん）	オタネニンジン *Panax ginseng* C. A. Meyer(*Panax schinseng* Nees)(ウコギ科)	細根を除いた根又はこれを軽く湯通しして乾燥したもの	滋養強壮作用があり，体力や免疫力の低下，食欲不振などに用いる。
葛根（かっこん）	クズ *Pueraria lobata* Ohwi(マメ科)	周皮を除いた根の乾燥品	悪寒や頭痛，項背部のこわばりや肩こり，筋肉の痛みなどに用いる。

名称	基原	
	薬用部位	効能
栝楼根（かろこん）	*Trichosanthes kirilowii* Maximowicz，キカラスウリ *Trichosanthes kirilowii* Maximowicz var. *japonica* Kitamura，又はオオカラスウリ *Trichosanthes bracteata* Voigt（ウリ科）	
	皮層を除いた根の乾燥品	身体の乾燥や炎症などに用いる。
乾姜（かんきょう）	ショウガ *Zingiber officinale* Roscoe（ショウガ科）	
	根茎を湯通し又は蒸して，乾燥したもの	身体を温めて，冷えによる下痢や吐き気，痛みなどに用いる。
甘草（かんぞう）	*Glycyrrhiza uralensis* Fischer 又は *Glycyrrhiza glabra* L.（マメ科）	
	根及びストロンで，ときには周皮を除いて乾燥したもの	滋養や健胃作用があり，腹部の痛みや筋肉の緊張などに用いる。
桔梗（ききょう）	キキョウ *Platycodon grandiflorus* A. De Candolle（キキョウ科）	
	根の乾燥品	咽の痛みや痰，咳，患部の炎症などに用いる。
菊花（きくか）	キク *Chrysanthemum morifolium* Ramatulle 又はシマカンギク *Chrysanthemum indicum* L.（キク科）	
	頭花の乾燥品	めまいや視力障害，頭痛などに用いる。
枳実（きじつ）	ダイダイ *Citrus aurantium* L. var. *daidai* Makino，*Citrus aurantium* L. 又はナツミカン *Citrus natsudaidai* Hayata（ミカン科）	
	未熟果実をそのまま，又はそれを半分に横切りした乾燥品	胸脇部や腹部の膨満感，痛みなどに用いる。
杏仁（きょうにん）	ホンアンズ *Prunus armeniaca* L. アンズ *Prunus armeniaca* L. var. *ansu* Maximowicz 又は *Prunus sibirica* L.（バラ科）	
	種子の乾燥品	咳やむくみ，便秘などに用いる。
荊芥（けいがい）	ケイガイ *Schizonepeta tenuifolia* Briquet（シソ科）	
	花穂の乾燥品	悪寒，発熱，頭痛などのかぜ症状や皮膚の炎症などに用いる。
桂皮（けいひ）	*Cinnamomum cassia* Blume（クスノキ科）	
	樹皮又は周皮の一部を除いた乾燥品	悪寒や冷え，痛み，のぼせ，かゆみなどに用いる。
香附子（こうぶし）	ハマスゲ *Cyperus rotundus* L.（カヤツリグサ科）	
	根茎の乾燥品	胃腸機能の低下や腹痛，痛み，不安感などに用いる。

名称	基原	
	薬用部位	効能
粳米（こうべい）	イネ *Oryza sativa* L.(イネ科)	
	えい果の乾燥品	滋養作用があり，口渇や下痢などに用いる。
厚朴（こうぼく）	ホウノキ *Magnolia obovata* Thunb.(*Magnolia hypoleuca* Siebld et Zucc.), *Magnolia officinalis* Rehder et Wilson 又は *Magnolia officinalis* Rehder et Wilson var. *biloba* Rehder et Wilson(モクレン科)	
	樹皮の乾燥品	胸腹部の不快感や膨満感，痛みなどに用いる。
呉茱萸（ごしゅゆ）	ゴシュユ *Euodia ruticarpa* Hooker filius et Thomson(*Evodia rutaecarpa* Bentham), *Euodia officinalis* Dode(*Evodia officinalis* Dode)又は *Euodia bodinieri* Dode(*Evodia bodinieri* Dode) (ミカン科)	
	果実の乾燥品	冷えによる嘔吐，頭痛，月経痛などに用いる。
牛蒡子（ごぼうし）	ゴボウ *Arctium lappa* L.(キク科)	
	果実の乾燥品	扁桃炎や咳嗽，湿疹などに用いる。
胡麻（ごま）	ゴマ *Sesamum indicum* L.(ゴマ科)	
	種子の乾燥品	皮膚の乾燥や便秘などに用いる。
五味子（ごみし）	チョウセンゴミシ *Schisandra chinensis* Baillon (マツブサ科)	
	果実の乾燥品	滋潤作用があり，乾燥による咽の痛みや咳などに用いる。
柴胡（さいこ）	ミシマサイコ *Bupleurum falcatum* L.(セリ科)	
	根の乾燥品	免疫力を高め，胸腹部の不快感や種々の炎症，微熱などに用いる。
細辛（さいしん）	ウスバサイシン *Asiasarum sieboldii* F. Maekawa 又はケイリンサイシン *Asiasarum heterotropoides* F. Maekawa var. *mandshuricum* F. Maekawa(ウマノスズクサ科)	
	根及び根茎の乾燥品	冷えによる腹部の痛みや咳，鼻炎などに用いる。
細茶（さいちゃ）	チャノキ *Camellia sinensis* Kuntze(ツバキ科)	
	葉で，しばしば枝先の乾燥品	利尿作用があり，眼の疲れや頭痛などに用いる。

名称	基原	
	薬用部位	効能
山査子（さんざし）	サンザシ *Crataegus cuneata* Siebold et Zuccarini 又はオオミサンザシ *Crataegus pinnatifida* Bunge var. *major* N.E. Brown(バラ科)	
	偽果をそのまま，又は縦切もしくは横切りした乾燥品	健胃作用があり，消化不良，下痢などに用いる。
山梔子（さんしし）	クチナシ *Gardenia jasminoides* Ellis(アカネ科)	
	果実で，ときには湯通し又は蒸して乾燥したもの	鎮静や消炎作用があり，皮膚の炎症などに用いる。
山茱萸（さんしゅゆ）	サンシュユ *Cornus officinalis* Siebold et Zuccarini(ミズキ科)	
	偽果の果肉の乾燥品	滋養強壮作用があり，腰の疲れや痛みなどに用いる。
山椒（さんしょう）	サンショウ *Zanthoxylum piperitum* De Candolle(ミカン科)	
	成熟した果皮で，果皮から分離した種子をできるだけ除去した乾燥品	健胃整腸作用があり，冷えによる腹痛や便秘などに用いる。
酸棗仁（さんそうにん）	サネブトナツメ *Ziziphus jujuba* Mill. var. *spinosa* Hu ex H. F. Chou （クロウメモドキ科)	
	種子の乾燥品	鎮静作用があり，不眠などに用いる。
山薬（さんやく）	ヤマノイモ *Dioscorea japonica* Thunb. 又はナガイモ *Dioscorea batatas* Decaisne(ヤマノイモ科)	
	周皮を除いた根茎(担根体)の乾燥品	滋養強壮作用があり，消化不良や体力の低下などに用いる。
地黄（じおう）(熟地黄（じゅくじおう）)	アカヤジオウ *Rehmannia glutinosa* Liboschitz var. *purpurea* Makino 又は *Rehmannia glutinosa* Liboschitz(ゴマノハグサ科)	
	根(乾地黄)又はそれを蒸した乾燥品(熟地黄)	滋養強壮作用があり，体力の低下や貧血などに用いる。
紫蘇葉（しそよう）	シソ *Perilla frutescens* Britton var. crispa W. Deane(シソ科)	
	葉及び枝先の乾燥品	鎮静や健胃作用があり，咽や胸腹部の不快感などに用いる。
芍薬（しゃくやく）	シャクヤク *Paeonia lactiflora* Pall.(ボタン科)	
	根の乾燥品	筋肉の痛みや痙攣などに用いる。
車前子（しゃぜんし）	オオバコ *Plantago asiatica* L.(オオバコ科)	
	種子の乾燥品	消炎利尿作用があり，炎症やむくみなどに用いる。

名称	基原	
	薬用部位	効能
生姜（しょうきょう）	ショウガ *Zingiber officinale* Roscoe（ショウガ科）	
	根茎で，ときに周皮を除いた乾燥品	健胃作用があり，冷えによる腹部の痛みや嘔吐などに用いる。
升麻（しょうま）	サラシナショウマ *Cimicifuga simplex* Turczaninow, *Cimicifuga dahurica* Maximowicz, *Cimicifuga foetida* L. 又は *Cimicifuga heracleifolia* Komarov（キンポウゲ科）	
	根茎の乾燥品	消炎作用があり，虚弱による内臓下垂などに用いる。
辛夷（しんい）	タムシバ *Magnolia salicifolia* Maximowicz, コブシ *Magnolia kobus* De Candolle, *Magnolia biondii* Pampanini, *Magnolia sprengeri* Pampanini 又はハクモクレン *Magnolia heptapeta* Dandy（*Magnolia denudata* Desrousseaux）（モクレン科）	
	つぼみの乾燥品	くしゃみや鼻炎，鼻づまりなどに用いる。
石膏（せっこう）	鉱物性生薬	
	天然の含水硫酸カルシウム（$CaSO_4 \cdot 2H_2O$）	消炎作用があり，口の渇きやほてりなどに用いる。
川芎（せんきゅう）	センキュウ *Cnidium officinale* Makino（セリ科）	
	根茎を，通例湯通しした乾燥品	冷えによる頭痛や鼻づまり，筋肉の痛みなどに用いる。
蒼朮（そうじゅつ）	ホソバオケラ *Atractylodes lancea* De. Candolle 又は *Atractylodes chinensis* Koidzumi 又はそれらの雑種（キク科）	
	根茎の乾燥品	健胃作用があり，むくみや患部の腫れなどに用いる。
大黄（だいおう）	*Rheum palmatum* L., *Rheum tanguticum* Maximowicz, *Rheum officinale* Baillon, *Rheum coreanum* Nakai 又はそれらの種間雑種（タデ科）	
	通例，根茎の乾燥品	消炎や整腸作用があり，便秘などに用いる。
大棗（たいそう）	ナツメ *Ziziphus jujuba* Miller var. *inermis* Rehder（クロウメモドキ科）	
	果実の乾燥品	滋養健胃作用があり，疲労や腹痛などに用いる。
沢瀉（たくしゃ）	サジオモダカ *Alisma orientale* Juzepczuk（オモダカ科）	
	塊茎で，通例，周皮を除いた乾燥品	利尿作用があり，むくみやめまいなどに用いる。

名称	基原	
	薬用部位	効能
釣藤鈎（ちょうとうこう）	カギカズラ *Uncaria rhynchophylla* Miquel, *Uncaria sinensis* Haviland 又は *Uncaria macrophylla* Wallich（アカネ科）	
	通例，とげで，ときには湯通しし又は蒸して乾燥したもの	鎮静作用があり，頭痛や筋肉の痛み，高血圧などに用いる。
猪苓（ちょれい）	チョレイマイタケ *Polyporus umbellatus* Fries（サルノコシカケ科）	
	菌核の乾燥品	利尿作用があり，むくみや患部の腫れなどに用いる。
陳皮（ちんぴ）	ウンシュウミカン *Citrus unshiu* Markovicz 又は *Citrus reticulata* Blanco（ミカン科）	
	成熟した果皮の乾燥品	健胃作用があり，消化不良や嘔吐などに用いる。
当帰（とうき）	トウキ *Angelica acutiloba* Kitagawa 又はホッカイトウキ *Angelica acutiloba* Kitagawa var. sugiyamae Hikino（セリ科）	
	根を，通例，湯通しした乾燥品	血行障害による冷えや痛み，炎症，貧血などに用いる。
桃仁（とうにん）	モモ *Prunus persica* Batsch 又は *Prunus persica* Batsch var. *davidiana* Maximowicz（バラ科）	
	種子の乾燥品	血行障害による痛みや炎症などに用いる。
麦門冬（ばくもんどう）	ジャノヒゲ Ophiopogon japonicus Ker-Gawler（ユリ科）	
	根の膨大部の乾燥品	滋養作用があり，咳や口渇などに用いる。
薄荷（はっか）	ハッカ *Mentha arvensis* L. var. *piperascens* Malinvaud（シソ科）	
	地上部の乾燥品	発散作用があり，頭痛やイライラ感，痒みなどに用いる。
半夏（はんげ）	カラスビシャク *Pinellia ternata* Breitenbach（サトイモ科）	
	コルク層を除いた塊茎の乾燥品	健胃鎮咳作用があり，悪心嘔吐や胃部不快感，咳や痰などに用いる。
白朮（びゃくじゅつ）	オケラ *Atractylodes japonica* Koidzumi ex Kitamura（ワビャクジュツ）又はオオバナオケラ *Atractylodes macrocephala* Koidzumi（*Atractylodes ovata* De Candolle）（キク科）	
	根茎の乾燥品	健胃利尿作用があり，消化不良やむくみなどに用いる。

名称	基原	
	薬用部位	効能
茯苓（ぶくりょう）	マツホド *Wolfiporia cocos* Ryvarden et Gilbertson(*Poria cocos* Wolf) (サルノコシカケ科)	
	菌核で，通例，外層をほとんど除いた乾燥品	健胃鎮静作用があり，食欲不振や悪心嘔吐，動悸，むくみなどに用いる。
附子（ぶし）	ハナトリカブト *Aconitum carmichaeli* Debeaux 又はオクトリカブト *Aconitum japonicum* Thunb. (キンポウゲ科)	
	塊根を①，②又は③の加工法により製したもの　①高圧蒸気処理により加工する　②食塩，岩塩または塩化カルシウムの水溶液に浸せきした後，加熱または高圧蒸気処理により加工する　③食塩の水溶液に浸せきした後，水酸化カルシウムを塗布することにより加工する	冷えによる痛みや麻痺，全身機能の低下などに用いる。
防已（ぼうい）	オオツヅラフジ *Sinomenium acutum* Rehder et Wilson (ツヅラフジ科)	
	つる性の茎及び根茎を，通例，横切した乾燥品	むくみや痛みなどに用いる。
芒硝（ぼうしょう）	鉱物性生薬	
	主として硫酸ナトリウムの十水和物	下腹部の炎症や便秘などに用いる。
防風（ぼうふう）	*Saposhnikovia divaricata* Schischkin(セリ科)	
	根及び根茎の乾燥品	冷えによる痛みや皮膚の炎症などに用いる。
牡丹皮（ぼたんぴ）	ボタン *Paeonia suffruticosa* Andrews (*Paeonia moutan* Sims) (ボタン科)	
	根皮の乾燥品	血行障害による痛みや麻痺などに用いる。
牡蛎（ぼれい）	カキ *Ostrea gigas* Thunb. (イタボガキ科)	
	貝がら	鎮静作用があり，動悸や不安感などに用いる。
麻黄（まおう）	*Ephedra sinica* Stapf, *Ephedra Intermedia* Schrenk et C.A. Meyer 又は *Ephedra equisetina* Bunge(マオウ科)	
	地上茎の乾燥品	悪寒や発熱，身体の痛み，咳，皮膚の炎症などに用いる。

名称	基原	
	薬用部位	効能
麻子仁（ましにん）	アサ *Cannabis sativa* L.（クワ科）	
	果実の乾燥品	潤腸作用があり，便秘などに用いる。
木通（もくつう）	アケビ *Akebia quinata* Decaisne 又はミツバアケビ *Akebia trifoliate* Koidzumi（アケビ科）	
	つる性の茎を，通例，横切りし乾燥したもの	消炎利尿作用があり，むくみや炎症などに用いる。
木香（もっこう）	*Saussurea lappa* Clarke（キク科）	
	根の乾燥品	循環障害による痛みや消化不良などに用いる。
益母草（やくもそう）	メハジキ *Leonurus japonicus* Houttuyn 又は *Leonurus sibiricus* L.（シソ科）	
	花期の地上部の乾燥品	血行障害による下腹部の痛みなどに用いる。
薏苡仁（よくいにん）	ハトムギ *Coix lacryma-jobi* L. var. *mayuen* Stapf（イネ科）	
	種皮を除いた種子の乾燥品	利尿排膿作用があり，関節のむくみや痛み，皮膚疾患などに用いる。
竜眼肉（りゅうがんにく）	リュウガン *Euphoria longana* Lamarck（ムクロジ科）	
	仮種皮の乾燥品	滋養作用があり，体力の低下による動悸や不安感，不眠などに用いる。
竜骨（りゅうこつ）	大型ほ乳動物	
	化石化した骨	鎮静作用があり，動悸や不安感などに用いる。
竜胆（りゅうたん）	トウリンドウ *Gentiana scabra* Bunge, *Gentiana manshurica* Kitagawa または *Gentiana triflora* Pall.（リンドウ科）	
	根及び根茎の乾燥品	消炎作用があり，下腹部や皮膚の炎症などに用いる。
連翹（れんぎょう）	レンギョウ *Forsythia suspensa* Vahl（モクセイ科）	
	果実の乾燥品	消炎排膿作用があり，皮膚や咽の炎症などに用いる。
蓮肉（れんにく）	ハス *Nelumbo nucifera* Gaertner（スイレン科）	
	通例，内果皮のついた種子で，ときに胚を除いた乾燥品	滋養健胃作用があり，消化不良や下痢，下腹部の炎症などに用いる。

付録 2 代表的な漢方薬一覧

製品番号	処方名	構成生薬	効能
5	安中散（あんちゅうさん）	桂皮，延胡索，牡蛎，茴香，縮砂，良姜，甘草	神経性胃炎，慢性胃炎，胃下垂，胃・十二指腸潰瘍，胃酸過多
115	胃苓湯（いれいとう）	厚朴，蒼朮，沢瀉，猪苓，陳皮，白朮，茯苓，桂皮，生姜，大棗，甘草，芍薬	夏バテ，食中毒，急・慢性胃炎，腹痛など
135	茵蔯蒿湯（いんちんこうとう）	茵蔯蒿，山梔子，大黄	肝炎，胆囊炎，蕁麻疹，不眠症，自律神経失調症，口内炎など
117	茵蔯五苓散（いんちんごれいさん）	沢瀉，白朮，猪苓，茯苓，茵蔯蒿，桂皮	嘔吐，二日酔い，急・慢性肝炎，浮腫，蕁麻疹，胆石，肝硬変，口内炎
106	温経湯（うんけいとう）	麦門冬，半夏，当帰，甘草，桂皮，芍薬，川芎，人参，牡丹皮，呉茱萸，生姜，阿膠(ゼラチン)	不正出血，更年期障害，月経不順，不妊症，凍傷，足腰の冷え
57	温清飲（うんせいいん）	地黄，芍薬，川芎，当帰，黄芩，黄柏，黄連，山梔子	アトピー性皮膚炎，湿疹，皮膚掻痒症，月経不順，更年期障害，痔，神経症
28	越婢加朮湯（えっぴかじゅつとう）	石膏，麻黄，蒼朮，大棗，甘草，生姜	関節リウマチ，浮腫，腎炎，眼疾患，皮膚疾患，湿疹，急性結膜炎
98	黄耆建中湯（おうぎけんちゅうとう）	芍薬，黄耆，桂皮，大棗，甘草，生姜，膠飴	アトピー性皮膚炎，湿疹，虚弱体質，皮膚のびらん
S-35	黄芩湯（おうごんとう）	黄芩，大棗，甘草，芍薬	急性大腸炎，下痢，消化不良，感冒性腸炎，嘔吐
15	黄連解毒湯（おうれんげどくとう）	黄芩，黄連，山梔子，黄柏	皮膚掻痒症，蕁麻疹，湿疹，諸出血，不眠症，高血圧症，自律神経失調症，二日酔いなど
120	黄連湯（おうれんとう）	半夏，黄連，甘草，桂皮，大棗，人参，乾姜	急性腸炎による腹痛・嘔吐・下痢，胃腸型感冒，口内炎，胃酸過多，二日酔い

構成生薬については北里大学東洋医学総合研究所『漢方処方集』花輪壽彦・小曽戸洋監修に準ずる

製品番号 処方名	構成生薬 効能
3 乙字湯（おつじとう）	当帰，柴胡，黄芩，甘草，升麻，大黄 痔核，脱肛，肛門周囲炎，陰部の痒み，痔出血，便秘
S-07 葛根加朮附湯（かっこんかじゅつぶとう）	葛根，麻黄，桂皮，甘草，芍薬，大棗，生姜，蒼朮，附子 肩関節周囲炎，腕神経痛，感冒，肩こり，上半身関節リウマチ
1 葛根湯（かっこんとう）	葛根，麻黄，大棗，桂皮，芍薬，甘草，生姜 感冒(引き始め)，結膜炎，中耳炎，鼻炎，肩こり，蕁麻疹，湿疹，片頭痛など
2 葛根湯加川芎辛夷（かっこんとうかせんきゅうしんい）	葛根，大棗，麻黄，甘草，桂皮，芍薬，辛夷，川芎，生姜 鼻炎，鼻汁，副鼻腔炎，花粉症，蓄膿症
137 加味帰脾湯（かみきひとう）	黄耆，柴胡，酸棗仁，白朮，人参，茯苓，遠志，山梔子，大棗，当帰，甘草，生姜，木香，竜眼肉 不安神経症，不眠症，健忘症，貧血，うつ病など
24 加味逍遙散（かみしょうようさん）	柴胡，芍薬，白朮，当帰，茯苓，山梔子，牡丹皮，甘草，生姜，薄荷 更年期障害，不眠症，顔面紅潮，多汗症，不安神経症，月経不順
EK-401 甘草湯（かんぞうとう）	甘草 咳，急性咽喉炎，口内炎
72 甘麦大棗湯（かんばくたいそうとう）	大棗，甘草，小麦 ヒステリー，神経衰弱，夜泣き，不眠症，てんかん，ひきつけなど
324 桔梗石膏（ききょうせっこう）	桔梗，石膏 咳，化膿など
138 桔梗湯（ききょうとう）	甘草，桔梗 咽喉頭炎，扁桃炎，扁桃周囲炎
65 帰脾湯（きひとう）	黄耆，酸棗仁，人参，白朮，茯苓，遠志，大棗，当帰，甘草，生姜，木香，竜眼肉 神経衰弱，不安神経症，不眠症，胃潰瘍，健忘症，貧血など
77 芎帰膠艾湯（きゅうききょうがいとう）	地黄，芍薬，当帰，甘草，川芎，艾葉，阿膠(ゼラチン) 痔出血，不正性器出血，血尿，月経過多症，子宮内膜症，貧血など

製品番号	処方名	構成生薬	効能
M-23	芎帰調血飲（きゅうきちょうけついん）	当帰，川芎，地黄，白朮，茯苓，陳皮，香附子，牡丹皮，大棗，甘草，烏薬，益母草，乾姜	産後の自律神経失調症，神経症，月経不順，体力低下など
50	荊芥連翹湯（けいがいれんぎょうとう）	黄芩，黄柏，黄連，桔梗，枳実，荊芥，柴胡，山梔子，地黄，芍薬，川芎，当帰，薄荷，白芷，防風，連翹，甘草	アトピー性皮膚炎，中耳炎，鼻炎，扁桃炎，副鼻腔炎，蓄膿症
TY-026	桂枝加黄耆湯（けいしかおうぎとう）	桂皮，芍薬，大棗，生姜，甘草，黄耆	感冒，寝汗，多汗症，皮膚疾患，あせもなど
TY-027	桂枝加葛根湯（けいしかかっこんとう）	桂皮，芍薬，大棗，生姜，甘草，葛根	感冒，頭痛，肩こり，筋肉痛など
TY-028	桂枝加厚朴杏仁湯（けいしかこうぼくきょうにんとう）	桂皮，芍薬，大棗，生姜，甘草，厚朴，杏仁	感冒，上気道炎，気管支喘息，咳など
134	桂枝加芍薬大黄湯（けいしかしゃくやくだいおうとう）	芍薬，桂皮，大棗，甘草，大黄，生姜	便秘，腸炎，過敏性腸症候群，大腸カタル，しぶり腹など
60	桂枝加芍薬湯（けいしかしゃくやくとう）	芍薬，桂皮，大棗，甘草，生姜	大腸炎，過敏性腸症候群，便秘，膨満感，ストレス性腹痛など
18	桂枝加朮附湯（けいしかじゅつぶとう）	桂皮，芍薬，蒼朮，大棗，甘草，生姜，附子	関節炎，神経痛，関節リウマチ，片頭痛など
26	桂枝加竜骨牡蛎湯（けいしかりゅうこつぼれいとう）	桂皮，芍薬，大棗，牡蛎，竜骨，甘草，生姜	神経症，遺精，夜尿症，神経衰弱，心悸亢進，性的ノイローゼ，眼精疲労など
EK-18	桂枝加苓朮附湯（けいしかりょうじゅつぶとう）	桂皮，芍薬，蒼朮，大棗，甘草，生姜，附子，茯苓	関節痛，神経痛，腰痛，脳卒中後遺症など
45	桂枝湯（けいしとう）	桂皮，芍薬，大棗，甘草，生姜	感冒，頭痛，腹痛，神経痛，筋肉痛，のぼせ，関節リウマチ，神経衰弱など
82	桂枝人参湯（けいしにんじんとう）	桂皮，甘草，白朮，人参，乾姜	冷えによる下痢や頭痛，胃腸炎，胃アトニーなど

製品番号 処方名	構成生薬	効能
25 桂枝茯苓丸（けいしぶくりょうがん）	桂皮，芍薬，桃仁，茯苓，牡丹皮	月経不順，子宮内膜炎，更年期障害，冷え症，のぼせ，打撲など
125 桂枝茯苓丸加薏苡仁（けいしぶくりょうがんかよくいにん）	薏苡仁，桂皮，芍薬，桃仁，茯苓，牡丹皮	子宮筋腫，月経困難症，更年期障害，蕁麻疹，肌荒れなど
S-10 桂芍知母湯（けいしゃくちもとう）	桂皮，知母，生姜，芍薬，麻黄，蒼朮，甘草，附子，防風	関節リウマチ，知覚麻痺，神経痛など
128 啓脾湯（けいひとう）	蒼朮，茯苓，山薬，人参，沢瀉，陳皮，甘草，蓮肉，山査子，大棗，生姜	食欲不振，消化不良，下痢，胃腸炎，潰瘍性大腸炎
TY-037 桂麻各半湯（けいまかくはんとう）	桂皮，芍薬，生姜，甘草，麻黄，大棗，杏仁	感冒，皮膚掻痒症，蕁麻疹，咳など
70 香蘇散（こうそさん）	香附子，紫蘇葉，陳皮，甘草，生姜	感冒，神経衰弱，腹痛，胃炎，不眠症，蕁麻疹，頭痛など
95 五虎湯（ごことう）	石膏，杏仁，麻黄，桑白皮，甘草	感冒，気管支炎，気管支喘息など
63 五積散（ごしゃくさん）	蒼朮，白朮，陳皮，当帰，半夏，茯苓，甘草，桔梗，桂皮，厚朴，芍薬，川芎，大棗，白芷，麻黄，枳殻，乾姜	腰痛，坐骨神経痛，関節痛，更年期障害，胃炎，冷え症，肥満症
107 牛車腎気丸（ごしゃじんきがん）	地黄，牛膝，山茱萸，山薬，車前子，沢瀉，茯苓，牡丹皮，桂皮，附子	高齢者の腰痛，坐骨神経痛，浮腫，頻尿，しびれなど
31 呉茱萸湯（ごしゅゆとう）	大棗，呉茱萸，人参，生姜	冷え症，片頭痛，嘔吐，月経痛など
56 五淋散（ごりんさん）	茯苓，黄芩，甘草，地黄，車前子，沢瀉，当帰，木通，山梔子，芍薬，滑石	膀胱炎，尿道炎，尿路結石，頻尿，排尿痛など

製品番号	処方名	構成生薬	効能
17	五苓散（ごれいさん）	沢瀉，白朮，猪苓，茯苓，桂皮	急性胃腸炎，乗り物酔い，浮腫，腎炎，ネフローゼ，膀胱炎，頭痛など
12	柴胡加竜骨牡蛎湯（さいこかりゅうこつぼれいとう）	柴胡，半夏，桂皮，茯苓，黄芩，大棗，人参，牡蛎，竜骨，生姜，大黄	神経衰弱，ヒステリー，不眠症，神経質，高血圧症，自律神経失調症など
11	柴胡桂枝乾姜湯（さいこけいしかんきょうとう）	柴胡，黄芩，栝楼根，桂皮，牡蛎，甘草，乾姜	感冒，気管支炎，肺炎，心臓神経症，神経衰弱，不眠症，更年期障害など
10	柴胡桂枝湯（さいこけいしとう）	柴胡，半夏，黄芩，甘草，桂皮，芍薬，大棗，人参，生姜	感冒，気管支炎，肺炎，肺結核，胃痛，胃潰瘍など
80	柴胡清肝湯（さいこせいかんとう）	柴胡，黄芩，黄柏，黄連，栝楼根，甘草，桔梗，牛蒡子，山梔子，地黄，芍薬，川芎，当帰，薄荷，連翹	湿疹，皮膚疾患，慢性扁桃炎，神経症，慢性胃腸病，リンパ節炎など
96	柴朴湯（さいぼくとう）	柴胡，半夏，茯苓，黄芩，厚朴，大棗，人参，甘草，紫蘇葉，生姜	気管支炎，気管支喘息，感冒，不安神経症など
114	柴苓湯（さいれいとう）	柴胡，沢瀉，半夏，黄芩，白朮，大棗，猪苓，人参，茯苓，甘草，桂皮，生姜	腎炎，胃腸炎，下痢，暑気あたり，浮腫など
113	三黄瀉心湯（さんおうしゃしんとう）	黄芩，黄連，大黄	高血圧症，動脈硬化症，諸出血，のぼせ，耳鳴り，不安神経症など
103	酸棗仁湯（さんそうにんとう）	酸棗仁，茯苓，川芎，知母，甘草	不眠症，神経衰弱，神経症，自律神経失調症など
501	紫雲膏（しうんこう）	胡麻油，紫根，豚脂，当帰，ミツロウ	ひび，あかぎれ，かぶれ，火傷，切り傷，凍瘡，褥瘡，痔など

製品番号 処方名	構成生薬 効能
35 しぎゃくさん 四逆散	柴胡，芍薬，枳実，甘草 胆石症，胃潰瘍，うつ状態など
75 しくんしとう 四君子湯	人参，白朮，大棗，甘草，茯苓，生姜 胃腸虚弱，食欲不振，貧血，下痢，四肢無力，脱力感，胃炎など
46 しちもつこうかとう 七物降下湯	芍薬，当帰，黄耆，地黄，川芎，釣藤鈎，黄柏 高血圧症，動脈硬化症，頭痛，肩こり，のぼせ，耳鳴りなど
71 しもつとう 四物湯	地黄，芍薬，川芎，当帰 冷え症，月経不順，更年期障害，貧血など
68 しゃくやくかんぞうとう 芍薬甘草湯	甘草，芍薬 こむら返り，筋肉痛，関節痛，月経痛など
S-05 しゃくやくかんぞうとうぶし 芍薬甘草附子湯	芍薬，甘草，附子 坐骨神経痛，慢性関節炎，関節リウマチ，肩こりなど
48 じゅうぜんたいほとう 十全大補湯	黄耆，桂皮，地黄，芍薬，川芎，白朮，当帰，人参，茯苓，甘草 体力低下，疲労倦怠感，貧血，冷え症，神経衰弱，胃下垂など
6 じゅうみはいどくとう 十味敗毒湯	桔梗，柴胡，川芎，茯苓，防風，甘草，荊芥，生姜，土骨皮，独活 化膿性疾患，湿疹，蕁麻疹，中耳炎，リンパ節炎など
99 しょうけんちゅうとう 小建中湯	芍薬，桂皮，大棗，甘草，生姜，膠飴 腹痛，虚弱体質，小児夜泣き，感冒，夜尿症，神経症，貧血症など
9 しょうさいことう 小柴胡湯	柴胡，半夏，黄芩，大棗，人参，甘草，生姜 肝機能障害，肺炎，気管支炎，感冒，腎炎，リンパ節炎など
19 しょうせいりゅうとう 小青竜湯	半夏，甘草，桂皮，五味子，細辛，芍薬，麻黄，乾姜 アレルギー性鼻炎，花粉症，感冒，気管支炎，水溶性鼻汁など
22 しょうふうさん 消風散	石膏，地黄，当帰，牛蒡子，蒼朮，防風，木通，知母，甘草，苦参，荊芥，胡麻，蝉退 湿疹，アトピー性皮膚炎，蕁麻疹，あせもなど

製品番号 処方名	構成生薬 効能
104 辛夷清肺湯（しんいせいはいとう）	石膏，麦門冬，黄芩，山梔子，知母，辛夷，枇杷葉，升麻，百合
	鼻炎，副鼻腔炎，鼻閉，蓄膿症など
66 参蘇飲（じんそいん）	半夏，茯苓，葛根，桔梗，陳皮，大棗，人参，甘草，枳殻，紫蘇葉，生姜，前胡，木香
	感冒，気管支炎，気管支喘息，肺炎，神経症，気うつなど
30 真武湯（しんぶとう）	茯苓，芍薬，蒼朮，生姜，附子
	慢性胃炎，胃アトニー症，低血圧症，冷え症，下痢，めまいなど
136 清暑益気湯（せいしょえっきとう）	白朮，人参，麦門冬，黄耆，陳皮，当帰，黄柏，甘草，五味子
	夏バテ，夏痩せ，食欲不振，下痢，暑気あたりなど
111 清心蓮子飲（せいしんれんしいん）	麦門冬，茯苓，黄芩，車前子，人参，黄耆，甘草，蓮肉，地骨皮
	慢性尿道炎，慢性膀胱炎，残尿感，頻尿，排尿痛など
90 清肺湯（せいはいとう）	当帰，麦門冬，茯苓，黄芩，桔梗，杏仁，山梔子，桑白皮，大棗，陳皮，天門冬，貝母，甘草，五味子，生姜，竹葉
	慢性気管支炎，肺炎，肺結核，気管支喘息，気管支拡張症など
53 疎経活血湯（そけいかっけつとう）	芍薬，地黄，川芎，蒼朮，当帰，桃仁，茯苓，威霊仙，羌活，牛膝，陳皮，防已，防風，竜胆，甘草，白芷，生姜
	坐骨神経痛，腰痛，変形性膝関節症，関節リウマチ，筋肉痛など
84 大黄甘草湯（だいおうかんぞうとう）	大黄，甘草
	便秘など
100 大建中湯（だいけんちゅうとう）	人参，山椒，乾姜，膠飴
	胃下垂，弛緩性下痢・便秘，腸管通過障害，腹部膨満感など
8 大柴胡湯（だいさいことう）	柴胡，半夏，黄芩，芍薬，大棗，枳実，生姜，大黄
	気管支喘息，高血圧症，動脈硬化症，胃・十二指腸潰瘍，胆石症，肥満症など
133 大承気湯（だいじょうきとう）	厚朴，枳実，大黄，芒硝
	高血圧症，常習性便秘，頭痛，神経症，食あたりなど

製品番号	処方名	構成生薬	効能
97	大防風湯（だいぼうふうとう）	黄耆，地黄，芍薬，蒼朮，当帰，杜仲，防風，川芎，甘草，羌活，牛膝，大棗，人参，乾姜，附子	関節リウマチ，関節炎，下肢の運動障害，半身不随，痛風など
74	調胃承気湯（ちょういじょうきとう）	大黄，甘草，芒硝	胃部不快感，下腹部痛，膨満感，便秘など
47	釣藤散（ちょうとうさん）	石膏，釣藤鈎，陳皮，麦門冬，半夏，茯苓，菊花，人参，防風，甘草，生姜	頭痛，高血圧症，肩こり，めまい，のぼせ，不眠症，更年期障害など
40	猪苓湯（ちょれいとう）	沢瀉，猪苓，茯苓，阿膠（ゼラチン），滑石	腎炎，腎結石，尿道炎，膀胱炎，膀胱結石，前立腺炎，排尿痛など
105	通導散（つうどうさん）	枳殻，大黄，当帰，甘草，紅花，厚朴，陳皮，木通，蘇木，芒硝	打撲傷，更年期障害，腰痛・便秘，月経不順，月経痛，高血圧症など
61	桃核承気湯（とうかくじょうきとう）	桃仁，桂皮，大黄，甘草，芒硝	冷え症，のぼせ，月経困難，更年期障害，ヒステリー，肩こり，常習便秘など
86	当帰飲子（とうきいんし）	当帰，地黄，芍薬，川芎，防風，何首烏，黄耆，荊芥，甘草，蒺藜子	皮膚掻痒症，乾性皮膚疾患，老人性掻痒症など
123	当帰建中湯（とうきけんちゅうとう）	芍薬，桂皮，大棗，当帰，甘草，生姜，膠飴	産後の腹痛，脱肛，腰痛，病後の体力低下，月経痛，下腹部痛など
23	当帰芍薬散（とうきしゃくやくさん）	芍薬，沢瀉，茯苓，川芎，当帰，蒼朮	月経不順，月経痛，不妊症，流産，めまい，頭痛，浮腫，貧血など
102	当帰湯（とうきとう）	当帰，半夏，桂皮，厚朴，芍薬，人参，黄耆，山椒，甘草，乾姜	肋間神経痛，心臓神経痛，狭心症，慢性膵炎，腹部膨満感，腹痛など

製品番号 処方名	構成生薬 効能
88 にじゅつとう 二朮湯	半夏，蒼朮，威霊仙，黄芩，香附子，陳皮，白朮，茯苓，甘草，生姜，天南星，羌活， 頸肩腕症候群，肩こり，肩関節周囲炎，五十肩など
67 にょしんさん 女神散	香附子，川芎，白朮，当帰，黄芩，桂皮，人参，檳榔子，黄連，甘草，丁子，木香，大黄 更年期障害，自律神経失調症，のぼせ，めまい，不眠症，イライラなど
32 にんじんとう 人参湯	甘草，白朮，人参，乾姜 急・慢性胃腸炎，胃潰瘍，嘔吐，易疲労，病後の体力低下，慢性下痢など
29 ばくもんどうとう 麦門冬湯	麦門冬，半夏，大棗，甘草，人参，粳米 気管支炎，気管支喘息，感冒，発作性咳嗽，声がれなど
7 はちみじおうがん 八味地黄丸	地黄，山茱萸，山薬，沢瀉，茯苓，牡丹皮，桂皮，附子 腎炎，膀胱炎，前立腺肥大症，糖尿病，夜間頻尿，高血圧症など
16 はんげこうぼくとう 半夏厚朴湯	半夏，茯苓，厚朴，紫蘇葉，生姜 神経性食道狭窄症，不安神経症，気管支炎，気管支喘息，ヒステリーなど
14 はんげしゃしんとう 半夏瀉心湯	半夏，黄芩，甘草，大棗，人参，黄連，乾姜 神経性胃炎，胃腸炎，口内炎，十二指腸潰瘍，下痢，食欲不振など
69 ぶくりょういん 茯苓飲	茯苓，白朮，陳皮，人参，枳実，生姜 慢性胃炎，胃下垂，胃拡張，神経性胃炎，胃部膨満感，嘔吐など
79 へいいさん 平胃散	蒼朮，厚朴，陳皮，大棗，甘草，生姜 食欲不振，慢性胃炎，胃下垂，口内炎，胃拡張，消化不良など
20 ぼういおうぎとう 防己黄耆湯	黄耆，防已，蒼朮，大棗，甘草，生姜 多汗症，水太りの肥満症，変形性膝関節症，浮腫など
62 ぼうふうつうしょうさん 防風通聖散	黄芩，甘草，桔梗，石膏，白朮，大黄，荊芥，山梔子，芍薬，川芎，当帰，薄荷，防風，麻黄，連翹，生姜，滑石，芒硝 肥満症，常習性便秘，高血圧症，皮膚疾患，糖尿病，脳出血後遺症など

製品番号 処方名	構成生薬 効能
41 補中益気湯（ほちゅうえっきとう）	黄耆，白朮，人参，当帰，柴胡，大棗，陳皮，甘草，升麻，生姜
	病後の体力低下，食欲不振，易疲労，胃下垂症，脱肛，痔疾など
27 麻黄湯（まおうとう）	杏仁，麻黄，桂皮，甘草
	感冒，インフルエンザ初期，肺炎，麻疹，発熱，悪寒など
126 麻子仁丸（ましにんがん）	麻子仁，大黄，枳実，杏仁，厚朴，芍薬
	常習性便秘
52 薏苡仁湯（よくいにんとう）	薏苡仁，蒼朮，当帰，麻黄，桂皮，芍薬，甘草
	変形性関節症，関節リウマチ，神経痛，筋肉痛など
54 抑肝散（よくかんさん）	蒼朮，茯苓，川芎，釣藤鈎，当帰，柴胡，甘草
	神経症，てんかん，ヒステリー，不眠症，小児夜泣き，癇癪もちなど
83 抑肝散加陳皮半夏（よくかんさんかちんぴはんげ）	蒼朮，茯苓，川芎，釣藤鈎，当帰，柴胡，甘草，陳皮，半夏
	神経症，てんかん，ヒステリー，不眠症，小児夜泣き，癇癪もちなど(抑肝散に胃腸の働きを整えるときに用いる)
43 六君子湯（りっくんしとう）	白朮，人参，半夏，茯苓，大棗，陳皮，甘草，生姜
	慢性胃炎，胃下垂症，胃潰瘍，消化不良，食欲不振，悪心・嘔吐など
118 苓姜朮甘湯（りょうきょうじゅつかんとう）	茯苓，白朮，甘草，乾姜
	腰冷，腰痛，坐骨神経痛，夜尿症
87 六味地黄丸（ろくみじおうがん）	地黄，山茱萸，山薬，沢瀉，茯苓，牡丹皮
	排尿困難，頻尿，浮腫，小児発育不良，夜尿症，糖尿病，高血圧症

漢方薬の製品番号について

数字のみのものは株式会社ツムラ
(→主にはツムラですが，他の製薬会社と共通の番号のものもあります)
S は三和製薬株式会社
TY は株式会社東洋薬行
EK はクラシエ製薬株式会社
M は太虎精堂製薬株式会社
を表します。

あとがき

振り返ってみると，筆者が漢方を学ぶきっかけは実家が漢方薬局を営んでいたことに端を発します。当時は，生薬独特の香りと，父の漢方経験話に，漢方の素晴らしさを感じながら過ごしていました。

いざ漢方を勉強するとなったときに，周りを見渡しても難しい書物しかなく，読むのにも大変苦労しました。

本書は，漢方を初めて学ぶという方に，絵を使って，学びやすいようにと企画されたものです。

筆者は，縁あって当研究所で，薬剤師として約25年臨床に携わってきました。最近はこの分野において教壇に立つ機会を得，伝えることの難しさを痛感しつつ，精進の毎日です。

漢方医学を学ぶきっかけとして，本書を活用していただければ幸いです。

出版にあたって，薬剤部を業務の面で支援していただいている薬局員の皆さまにお礼を申し上げます。また，本企画に理解を示し，出版の機会を与えていただいた花輪壽彦北里大学名誉所長，小田口浩所長，小林義典薬剤部門長に，心より感謝いたします。

誤謬，不備の点については，読者の忌憚ないご意見を賜りますよう，お願いいたします。

2018年11月

坂田　幸治

索引

英字

あ行

か行

さ行

た行

な行

は行

ま行

や行

ら行

わ行

著者略歴

緒方 千秋（おがた ちあき）

北里大学東洋医学総合研究所 漢方鍼灸治療センター 薬剤部科長／薬剤師
山形県生まれ。1988年，北里大学薬学部を卒業し，日本シグマックス株式会社に就職。1989年，北里研究所附属東洋医学総合研究所薬剤部に入職。副主任，主任，科長代理を経て，現在に至る。漢方・生薬認定薬剤師制度 講師，日本東洋医学会 会員。北里大学薬学部兼任教員，明治薬科大学非常勤講師。

主な著書・編集書

「薬学生のための漢方医薬学　改訂第3版」南江堂（2017）（分担執筆），「北里大学東洋医学総合研究所 漢方処方集 第7版」医聖社（2012）（編集）

坂田 幸治（さかた こうじ）

北里大学東洋医学総合研究所 漢方鍼灸治療センター 薬剤部科長補佐／薬剤師／薬学修士
熊本県生まれ。1993年，福山大学大学院医療薬学専攻を卒業し，北里研究所附属東洋医学総合研究所薬剤部に入職。その後，副主任，主任を経て，現在に至る。日本東洋医学会，和漢医薬学会，日本医史学会 会員。北里大学薬学部兼任教員，明治薬科大学非常勤講師。

主な著書・編集書

「薬学生のための漢方医薬学　改訂第3版」南江堂（2017）（分担執筆），「北里大学東洋医学総合研究所 漢方処方集 第7版」医聖社（2012）（編集）

執筆協力

北里大学東洋医学総合研究所 漢方鍼灸治療センター 薬剤部科長補佐　**佐橋 佳郎**

編集・執筆協力，本文イラスト　**沖元 友佳**

本文イラスト　ばじぃ

参考図書

- 「薬学生のための漢方医薬学　改訂版第３版」山田陽城　花輪壽彦　金成俊　小林義典編　南江堂　(2017)
- 「最新版　カラダを考える東洋医学」伊藤剛　朝日新聞出版　(2018)
- 「体質・症状・病気で選ぶ　漢方薬の手引き」永田勝太郎監修　小学館　(2006)
- 「図解　いちばんわかる！　東洋医学のきほん帳」伊藤剛　学研　(2014)
- 「カラー図解　東洋医学　基本としくみ」仙頭正四郎監修　西東社　(2015)
- 「ココロとカラダの不調を改善する　やさしい東洋医学」伊藤隆　木村容子　蛯子慶三監修　ナツメ社　(2016)
- 「早わかり薬膳素材　食薬の効能　性味　帰経」辰巳洋主編　源草社　(2017)
- 「漢方処方集」花輪壽彦監修　北里研究所東洋医学総合研究所(2003)

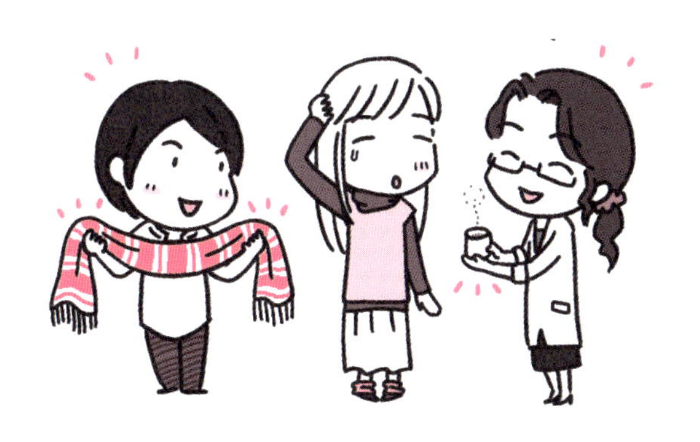

初めの一歩は絵で学ぶ

漢方医学

漢方の考え方や使い方のキホンがわかる

定価　本体1,800円（税別）

2018年11月26日　発　行
2020年 7 月20日　第2刷発行

著　者　緒方(おがた) 千秋(ちあき)　坂田(さかた) 幸治(こうじ)

制　作　株式会社 ビーコム

発行人　武田 正一郎

発行所　株式会社 じ ほ う

101-8421　東京都千代田区神田猿楽町1-5-15（猿楽町SSビル）
電話　編集　03-3233-6361　販売　03-3233-6333
振替　00190-0-900481
<大阪支局>
541-0044　大阪市中央区伏見町2-1-1（三井住友銀行高麗橋ビル）
電話　06-6231-7061

組版　鈴木 かおり　　印刷　音羽印刷（株）

ISBN 978-4-8407-5149-0